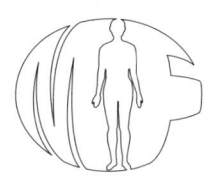

ステロイド薬治療

Q&A
ステロイド薬の正しい知識

長井 苑子 著

最新医学新書 14

ステロイド薬治療

Q&A
ステロイド薬の正しい知識

はじめに

　ステロイド薬は，リウマチ患者の症状を劇的に改善したという事実から，治療薬としての大きな価値が認められ，1950年に「ステロイド薬の発見と治療応用」に対してノーベル生理学医学賞が与えられました．以来，70年近い年月が経過しています．発見当初から副作用についても十分に認識されており，最近では，選択的に治療効果をより発揮できるような薬剤への可能性も探索されつつある時代となってきています．

　治療薬剤としては，種々の薬剤がでて，更に，剤型も色々とあり，更には，その使い方についても，幅があります．医者のさじ加減という言葉がありますが，ステロイド薬については，その基本的な知識をよく理解して，臨床経験を積み重ねることが必要です．しかし，この臨床経験を，如何に標準化した言葉で，基本知識の裏うちのもとで記載していくかということは，なかなかに難しいことでもあります．実際の患者さんはそれぞれに異なった年齢，性，生活状況，背景因子や合併症もあり均一な標準化を行うことは困難で，個別化治療が必要な場合が多いものです．

　この本では，ステロイド薬の基本情報が分かること，ステロイド薬の使い方が分かること，少なくとも，下手な使い方をして副作用が大きくでないようにすること，などを盛

り込めればと考えました．副作用について，ひたすら恐れている患者さんも多くあります．うまく使えば，素晴らしい薬剤であることを，副作用についてもきちんと説明しながら，現実的に有用な使い方を示すことができれば，著者としては一番の喜びです．

　著者は，呼吸器内科医として，主に，間質性肺炎，膠原病，サルコイドーシスなどを専門とし，長い間，ステロイド薬治療に常に直面してきた経験だけはあるつもりです．

　これらの経験が，この本の中で活かせればとも考えました．

京大胸部疾患研究所，京大病院呼吸器内科，公益財団法人京都健康管理研究会・中央診療所を通して，臨床と臨床研究の基本について社会性と科学性を兼ねそなえての御指導をいただいた 泉 孝英先生(京大名誉教授)には，深謝申しあげたいと思います．びまん性肺疾患の臨床を共に継続してきた先生方，診療所のスタッフ方へも，感謝の言葉を添えたいと思います．

　　平成 27 年 8 月

　　　　　　　　　　　　　　　　　　　　　　　長井 苑子

| 目次 | ステロイド薬治療 |

第1章 ステロイド薬とは ……………………………………… 16
Q1 ステロイドとはどういう物質ですか? ………………………… 17
Q2 ステロイドホルモンは体のどこで作られますか? ………… 19
Q3 ステロイドホルモンを治療薬剤として
　　使ってきた歴史について教えてください. ………………… 19
Q4 ステロイドホルモンを治療薬として用いる病気には
　　どのようなものがありますか? ……………………………… 20
Q5 ステロイドホルモンは正常(生理的)に作られて
　　いるのに治療薬としても必要ですか? ……………………… 21
Q6 炎症や免疫反応が関連する病気に対して
　　ステロイド薬は,基本的にホルモンであるのに,
　　治療薬となるのですか? ……………………………………… 22
Q7 ステロイド薬の治療効果は,どのようなものですか? ……… 22
サイドメモ ＜ステロイドビジネス(アトピービジネス)＞ ……… 23

第2章 ステロイドホルモン(副腎皮質ホルモン：糖質コルチコイド)についての基礎知識 …… 26
Q8 ステロイドホルモンは,体の中でどのような作用を
　　発揮しますか? ………………………………………………… 26
Q9 ステロイドホルモンの産生はどのように
　　調節されていますか? ………………………………………… 27
Q10 ステロイドホルモンは細胞の中でどのようにして
　　 作用しますか? ………………………………………………… 28
Q11 ステロイドホルモンには日内変動がありますか? ………… 30
Q12 ステロイドホルモンは血中の量がその働きを示して
　　 いますか? ……………………………………………………… 30

Q13	ステロイドホルモンの活性の調節はどのようにされていますか？	32
Q14	ステロイドホルモンの調節と，病気やストレスの関係について説明してください．	33
Q15	ステロイドホルモンは一度産生されると，ずっと血中や組織にとどまっているのですか？	34
Q16	ステロイドホルモンは糖尿病を引き起こすといわれていますが，本来，副腎皮質ホルモンの作用にそのような働きがあるのですか？	35
Q17	ステロイドホルモンは肥満と関係ありますか？	35
Q18	クッシング病について教えてください．	36
Q19	ステロイドホルモンは，糖，脂肪以外にも影響を与えますか？	37
Q20	ステロイドホルモンは循環器系へ正常(生理的)ではどのような影響を与えますか？	38
Q21	ステロイドホルモンは，ナトリウムやカリウムなどに正常(生理的)ではどのような影響を与えますか？	38
Q22	ステロイドホルモンは中枢神経系へ正常(生理的)ではどのような影響を与えますか？	39
Q23	ステロイドホルモンはいわゆる結合組織へ正常(生理的)ではどのような影響を与えますか？	39
Q24	ステロイドホルモンは肺へ正常(生理的)ではどのような影響を与えますか？	40
Q25	ステロイドホルモンは骨およびカルシウム代謝へ正常(生理的)ではどのような影響を与えますか？	41
Q26	成長と発達への影響はありますか？	41
Q27	生殖機能への影響はありますか？	42

目 次

Q28 ストレスへの反応はどのようなものですか? ……… 42
Q29 ステロイドホルモンは,正常(生理的)でも免疫反応や
炎症反応を調節するのですか? これが,リウマチや
膠原病の治療薬として使われている理由ですか? ……… 43
Q30 免疫反応を抑制する過程を少し簡単に教えて
ください. ……… 43
Q31 ステロイドホルモンが働きにくいという場合が
ありますか? ……… 44
Q32 ステロイドホルモンは血液細胞へ正常(生理的)では
どのような影響を与えていますか? ……… 44
Q33 ステロイドホルモンは神経系へ正常(生理的)では
どのような影響を与えていますか? ……… 45

第3章 治療薬としてのステロイドホルモン(糖質コルチコイド) 48

Q34 ステロイドホルモンを治療薬(ステロイド薬)として
用いる場合の治療効果や副作用に影響する因子について
教えてください. ……… 48
Q35 ステロイド薬を大量に注射で使う時と,経口的に
飲む場合とでは,どれくらいの違いがありますか? ……… 48
Q36 ステロイド薬の治療効果はどのようにして
評価するのですか? ……… 49
Q37 治療効果を示す最小必要量を決める
こつがありますか? ……… 49
Q38 ステロイド薬の働き方には,個人差がありますか? ……… 51
Q39 ステロイド薬を飲む場合,腸から吸収されますか? ……… 52
サイドメモ <病気の性質と経過を知って治療してほしい!> …… 53
Q40 ステロイド薬は吸収されてからどのように
処理されますか? ……… 54

Q41 ステロイド薬の種類と強さの違いについて教えてください. ………………………………………………………… 55

Q42 ステロイド薬の代謝のされかたにも違いがありますか? …………………………………………… 57

Q43 ステロイド薬は服用途中で中止できますか? ……………… 58

Q44 どれくらいの治療薬の量と期間でしたら，一気に中止しても副作用を心配しなくてもいいのですか? ……… 58

Q45 治療効果を最大にして，副作用を減らすことはできますか? …………………………………………………… 59

Q46 ステロイド薬を減量する時に再発しない，離脱症状が起こらない方法がありますか? …………… 60

サイドメモ ＜ステロイド薬の使い方：私の経験から＞ …… 61

Q47 ステロイド薬としては種々の種類がありますが，これらはどのように使えばいいのですか? ……………… 62

Q48 実際には，ステロイド薬にはどのような種類や剤型がありますか? …………………………………………… 62

Q49 医療保険で使われているステロイド薬について教えてください. ……………………………………………… 63

Q50 ステロイド薬はどのようにして投与されるのですか? …… 64

Q51 ステロイドパルス療法についてもう少し教えてください. ………………………………………………………… 65

Q52 ステロイド薬の治療量はどのようにして決められますか? … 66

Q53 治療中にステロイド薬の量を減量していく判断はどのようにされていますか? ………………………………… 67

Q54 ステロイド離脱症候群とはどういうことですか? ………… 68

Q55 ステロイド離脱症状を防ぐために検査などで用いられるものがありますか? ………………………………… 70

目次

Q56 ステロイド薬の投与方法で副作用に違いがでますか？ …… 71

第4章 ステロイド薬の副作用について …………………………… 74

Q57 ステロイド薬の副作用がでる状況と，
　　　種類はどのようなものですか？ ……………………………………… 74
Q58 中枢神経系への副作用とは？ ………………………………………… 76
Q59 ステロイドで白内障が起こることについて. ……………………… 77
Q60 ステロイド薬を用いていると緑内障になると
　　　いわれていますが. ………………………………………………… 77
Q61 ステロイド治療中に，ほかに眼のことで注意すること
　　　がありますか？ ……………………………………………………… 78
Q62 循環器系への影響は？ ………………………………………………… 78
Q63 ステロイド薬と高血圧の出現についてはかならず
　　　起こりますか？ ……………………………………………………… 79
Q64 ステロイド薬により筋力が低下してきますか？ ………………… 80
Q65 ステロイド薬により骨粗しょう症になりやすいと
　　　いわれていますが. ………………………………………………… 81
Q66 骨密度の測定や骨折の有無の評価について
　　　教えてください. ……………………………………………………… 82
Q67 ステロイド薬による骨密度低下や，骨折の危険性のある
　　　場合には，骨粗しょう症の治療をすればよいのですか？ …… 82
Q68 皮膚への副作用について教えてください. ……………………… 83
Q69 ステロイド薬投与中に帯状疱疹がでてきた場合には，
　　　ステロイド薬治療は継続してよいのですか？ ……………………… 85
Q70 血液検査にみられるステロイド薬治療の影響と，
　　　副作用に関連して考えるべき点を教えてください. ……… 85
Q71 ステロイド薬治療中に起こる日和見肺炎について
　　　教えてください. 普通の肺炎と違いますか？ ……………………… 86

Q72 ニューモシスチス肺炎は，後天性免疫不全，
　　AIDS患者でよくかかる病気と聞いていますが，
　　ステロイド薬投与中の患者にも起こるのですか？ ………… 88

サイドメモ ＜副作用については，患者さんが自分の日常生活
　　　　　の中で十分に観察しよう＞ ……………………………… 90

第5章 臓器別ステロイド薬治療 ……………………………… 92

Q73 脳や脊髄の病気にステロイド薬は使われていますか？ …… 92

Q74 耳鼻科の扱う病気でステロイド薬がよく使われる
　　病気と，その治療について． ……………………………… 94

Q75 眼の病気にステロイド薬を用いる場合について
　　教えてください． …………………………………………… 95

Q76 循環器の病気ではステロイド薬はどのように
　　使われていますか？ ………………………………………… 96

Q77 呼吸器系の病気でステロイド薬治療効果を示すものには
　　どのようなものがありますか？ …………………………… 97

Q78 呼吸器系の病気でステロイド薬を使ってはいけない
　　ものがありますか？ ………………………………………… 97

Q79 気管支喘息はステロイド薬治療が有効な病気ですか？ …… 98

Q80 気管支喘息の治療の中で，ステロイド薬治療の
　　位置づけを教えてください． ……………………………… 99

Q81 ステロイド薬吸入療法に用いるステロイド薬について
　　教えてください． ………………………………………… 102

Q82 ステロイド薬吸入療法により副作用はでますか？ ……… 104

Q83 間質性肺炎のステロイド薬治療について
　　教えてください． ………………………………………… 105

Q84 ステロイド薬が効かない間質性肺炎があるということ
　　ですが，どのようなことでしょうか？ ………………… 109

目次

Q85 サルコイドーシスは全身に起こる病気ですが，ステロイド薬治療はどのように考えられていますか？ …… 111

Q86 サルコイドーシスでステロイド薬治療が必要な場合について教えてください． …………………………… 112

サイドメモ ＜生物製剤はサルコイドーシスの治療薬になりうるか？＞ …………………………………… 114

Q87 サルコイドーシスではステロイド薬治療の量と期間はどのようにして決められていますか？ …………… 115

Q88 サルコイドーシスのステロイド薬治療と，メトトレキサート治療の併用がいわれていますが，教えてください． ………………………………………… 116

サイドメモ ＜メトトレキサートによるステロイド節約作用と維持療法＞ ……………………………………… 120

Q89 サルコイドーシスでは，にきび菌が原因菌だといわれているようですが，この菌に対する抗生物質の治療は効果がありますか？ ………………… 121

Q90 膠原病とはどのような病気で，ステロイド薬治療はどのようにされているかを教えてください． ………… 122

Q91 膠原病肺も，膠原病と同じようにステロイド薬で治療すればよいのですか？ …………………………… 123

Q92 肝臓の病気とステロイド薬治療について ……………… 125

Q93 胃腸の病気とステロイド薬治療について ……………… 126

Q94 腎臓の病気とステロイド薬治療について ……………… 127

Q95 皮膚の病気と外用剤について ………………………… 128

Q96 皮膚の病気でステロイド薬を経口的に服用することもありますか？ ……………………………………… 129

Q97 血液の病気とステロイド薬治療について ……………… 130

Q98 悪性疾患の治療にステロイド薬は使われていますか？ …… 133
Q99 妊婦へのステロイド薬の使い方について
　　 教えてください． ……………………………………………… 134
Q100 高齢者へのステロイド薬の使い方について
　　 注意すべきことを教えてください． …………………………… 136
Q101 小児へのステロイド薬の使い方は，大人とは
　　 違いますか？ ……………………………………………………… 137

付録 ステロイドホルモン（副腎皮質ホルモン：糖質コルチコイド）
　　　 発見の歴史　　140

　　索 引 ……………………………………………… 148

　　参考文献 ……………………………………………… 165

第1章

ステロイド薬とは

第 1 章

ステロイド薬とは

　ステロイド薬は,多くの病気に使われていますが,発見されてから60年余の時間しか経過しておりません.しかし,人間は,抗生物質,ステロイド薬のおかげで,感染症と炎症性疾患で命を簡単に落とすことは少なくなりました.薬とは何であろうかという基本的な考えは,病気を治療するとはどういうことであろうかという質問と深く関連していると思います.

　まずは,ステロイド薬を考えていくための基本的な質問の第一歩に入ってみましょう.

Q1 ステロイドとはどういう物質ですか？

ステロイドという名前は，ホルモン作用をもつコレステロール構造をもつ物質の総称です．人では，女性ホルモン，男性ホルモン，副腎皮質ホルモン（糖質コルチコイドホルモン，鉱質コルチコイドホルモン），ビタミンDなどがあります（表1）．これらは，すべて体内でコレステロールと類似の基本構造をもって，作られてきます（図1）．

表1 ステロイドホルモンの種類

一般名称	化学名
エスロトゲン	エストラディオール
アンドロゲン	テストステロン
プロゲスティン	プロゲステロン
糖質（グルコ）コルチコイド	コルチゾール
鉱質（ミネラル）コルチコイド	アルドステロン
ビタミンD	1,25-ジヒドロキシビタミンD
胆汁酸	コール酸

第1章 ステロイド薬とは

図1 コレステロール骨格を有するステロイドホルモン

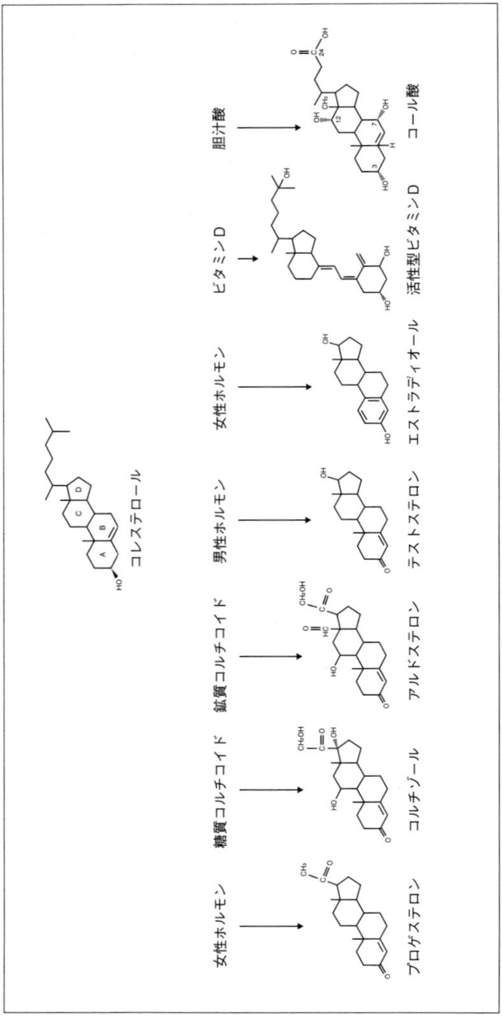

Q2 ステロイドホルモンは体のどこで作られますか？

 生理的には，副腎皮質ステロイドホルモンは左右の腎臓の上にある副腎という臓器（それぞれ 6 〜 11 g 重量）の皮質から分泌されます．生理的にはコルチゾールとして 20 〜 30 mg/日くらい産生されます．

Q3 ステロイドホルモンを治療薬剤として使ってきた歴史について教えてください．

 ステロイド薬が初めて治療薬として効果を発揮したのは，関節リウマチ患者に対してでした．1948 年に，副腎皮質由来の化合物 E（17-ヒドロキシ-11-デヒドロキシコルチコステロン）100 mg をリウマチ患者に筋肉注射したところ，動けなかった患者が 2 日後に動けるようになったという劇的な治療効果が認められました．合計 14 例の関節リウマチ患者と 2 名のリウマチ熱患者すべてが，劇的改善を示したのです．米国では，2 年以内にこの物質を使えるように研究者と会社との連携が行われ，最初にこの物質を発見した臨床医 Hench PS と生化学者 Kendall EC, Reichstein T は 1950 年にノーベル生理学医学賞を受賞しました．Hench PS が，コルチゾンという名称を最終的につけました．

第1章 ステロイド薬とは

　この発見の歴史については，この本の付録として本の最後に少し詳しく紹介をしました．

Q4 ステロイドホルモンを治療薬として用いる病気にはどのようなものがありますか？

　ステロイド薬は，膠原病，アレルギー疾患，免疫反応が亢進しているサルコイドーシス，過敏性肺臓炎などの疾患に治療薬として用いられます．

　アレルギー性疾患，免疫反応が亢進している疾患というと，体全体に起こりうる病気が幅広く含まれます．腎臓，呼吸器，血液疾患，脳神経，筋骨格，甲状腺，消化管，肝臓，皮膚科，眼科，耳鼻咽喉科というように，あらゆる診療科において，ステロイド薬は治療薬として使われています．

　現在では，ステロイド薬に加えて，非ステロイド系抗炎症薬，免疫抑制薬，抗リウマチ薬，生物製剤など幅広く，治療薬剤を選択できる時代です．しかし，ステロイド薬は効果が迅速に現れるので，急性疾患には必要不可欠の薬です．また，慢性疾患においても，薬価が比較的安くて，副作用にも対応するノウハウがある程度分かってきているという点では，うまく治療できれば，大変よい治療薬であるといえます．しかし，副作用については，薬として治療効果を劇的に示した時とほぼ同じくして

認識されて,慎重に使うことを,発見者のHench先生がノーベル賞受賞講演でも取り上げています.ホルモンとしての本来の働きを考えると,治療薬として漫然と過剰に用いることは避けねばなりません.しかし,一度,使ってしまうと,簡単に中止すると副腎皮質機能低下状態を放置することともなり危険ですので,よく使い方を理解した医師と,よく薬とホルモンとの関係を理解した患者との二人三脚が必要です.

Q5 ステロイドホルモンは正常(生理的)に作られているのに治療薬としても必要ですか？

　副腎皮質ステロイドホルモンは,微量で体中の生命活動に必要なプロセスに関連しています.このおかげで,体は日々,種々の代謝作用ができるものです.しかし,副腎皮質の働きが先天的に,あるいは後天的に低下した場合には,補充してやらないと生命維持が難しくなります.また,炎症や免疫反応が関連する病気になった時には生理的に産生される量だけでは病気を鎮めることができないので,治療量のステロイド薬を用いる必要がでてきます.

Q6 炎症や免疫反応が関連する病気に対してステロイド薬は,基本的にホルモンであるのに,治療薬となるのですか?

　ステロイドの治療には,本来のホルモン作用が身体の中で少ないために補充治療が必要な場合と,ステロイドの免疫系や炎症反応での抑制作用や抗炎症作用に着目して,生理的な補充療法よりもずっと過量の治療量で,治療する場合とに分けられます.前者の作用を期待しての補充療法の対象となるのは,副腎皮質機能低下を来す病気や病態です.アジソン病(Addison病:Thomas Addisonという英国の医師により1855年に発見された)というのが副腎皮質機能低下の代表的疾患です.後者の作用を期待して治療する疾患として,関節リウマチや膠原病などが代表的なものとして挙げられます.

Q7 ステロイド薬の治療効果は,どのようなものですか?

　ステロイド薬は,色々な病気に使われていますが,基本的に,ステロイド薬は,抗炎症作用と,免疫反応やアレルギーを抑える働き(免疫抑制作用,抗アレルギー作用)を示すことが治療薬として用いられている理由

です．種々の病気で，原因がなんであれ，炎症や免疫反応やアレルギーが病気のなりたちに関連している場合には，それらを抑え込む治療効果を発揮します．病気そのものを根治する療法ではありませんが，ステロイド薬で症状の改善，炎症や免疫反応を抑えこんでおくと，再発なしに安定な状態を維持できるようになるのです．多くの慢性の病気は，病気とうまく付き合い，普通の生活ができる状態を作ることが，治療目標となっています．

● サイドメモ

＜ステロイドビジネス（アトピービジネス）＞

　アトピー性皮膚炎は，患者数が多く，患者にとっては皮膚症状のために日常生活に支障を来したり，美容的に，精神的に不利益を感じることも多いという点で，やっかいな慢性アレルギー疾患です．悪化因子が複雑で，しかし，生命への脅威はないために，皮膚科的標準治療，すなわち，ステロイド薬外用が主に使われています．慢性化してなかなか治りにくいために，患者さんの心理は複雑です．そこにつけこんで，ステロイド薬治療はよくないというマスコミによる間違った宣伝のもとに，根拠のない高価なサプリメントや薬，時には，ステロイドを含有していないと偽ってステロイド入りのクリームを売りつけるなどの悪徳商法が1990年代にはびこりました．この状況を，当時の金沢大学医学部皮膚科教授竹原和彦

先生が,「アトピービジネス」と称して問題にされました.ステロイド剤を極度に恐れるようになった患者さんたちのことを,「ステロイドホビア」とも表現されています.

第 2 章

ステロイドホルモン
（副腎皮質ホルモン：糖質コルチコイド）
についての基礎知識

第2章

ステロイドホルモン
（副腎皮質ホルモン：糖質コルチコイド）
についての基礎知識

　ステロイドホルモンの働きをもう少し詳しく理解しましょう．生理的な作用をよく理解しておくと，治療量（補充量，薬理量）としてのステロイド薬の効果や副作用が理解しやすくなります．ステロイドホルモンの全身，種々の働きを，薬としてではなく，生理的にどのような働きをするかを理解しておきましょう．以下，ステロイドホルモンという場合は，副腎皮質ホルモン（糖質コルチコイド）を意味しています．

Q8 ステロイドホルモンは，体の中でどのような作用を発揮しますか？

　生理的な副腎皮質ホルモンとしての働きを理解しましょう．ここで，ホルモンという名前について，その定義を説明しておきましょう．ホルモンとは，物質的には化学物質で，タンパクあるいはペプチドホルモン，ステロイドホルモン，アミノ酸関連ホルモンがあります．

人の体の中には，これらのホルモンが130以上も存在しています．いずれも，産生される場所（細胞）から遠隔の部位の組織や細胞に血液中を運ばれて影響を及ぼすことができるために，化学的メッセンジャーといわれています．しかも，ホルモンとしての種々の働きは，極めて低用量で発揮されるのです．血液中の濃度としては，$1\text{-}100 \times 10^{-10}$ M（モル）という微量なのです．

Q9 ステロイドホルモンの産生はどのように調節されていますか？

産生量は，副腎単独で決められるのではありません．脳の中にある視床下部という部位から産生されるCRH（hypotharamic corticotropin releasing hormone：下垂体刺激ホルモン放出ホルモン）が下垂体を刺激し，ここから産生されるACTH（adrenocorticotropic hormone：副腎皮質刺激ホルモン）が副腎皮質を刺激してコルチゾールの産生を促します．ACTHの刺激に対応して産生されたコルチゾールは速やかに血中にでてしまい，副腎皮質には，ほとんど貯留されていないのです．産生されて血液中にでたコルチゾールは，視床下部や下垂体に負の制御をして，ホルモン量を調節しています（図2）．生理的には，コルチゾールもACTHも，血漿中の濃度は，覚醒時に最も高く，午後から夕方にかけて低下し，睡眠後すぐに最低となります．

図2 視床下部下垂体副腎の間の調節

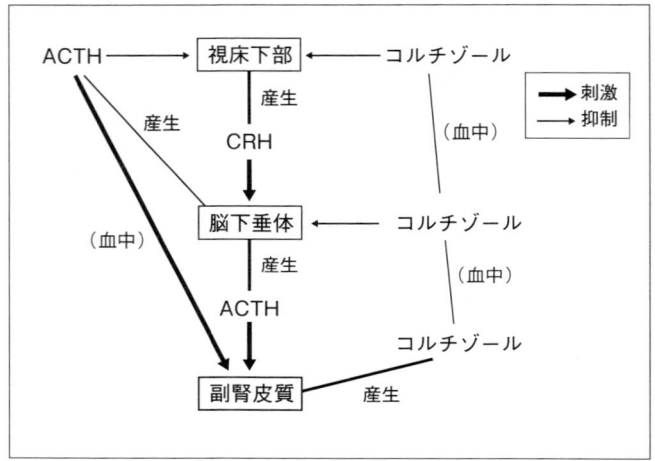

Q10 ステロイドホルモンは細胞の中でどのようにして作用しますか？

ステロイドホルモンは細胞の膜を自由に拡散という方法で通り抜けて，細胞質の中にあるステロイドホルモン受容体に結合して，受容体の働きを活性化します（図3）．この受容体はほぼすべての細胞にあります．活性化された受容体は核の中に入り，遺伝子の上にあるステロイドホルモン反応性要素（gurcocorticoid responsive elements：GRE）に結合して，遺伝子が転写という働き（DNAからRNAを造る過程）を始めます．

図3 副腎皮質ホルモン（糖質コルチコイド）の細胞内でのはたらき

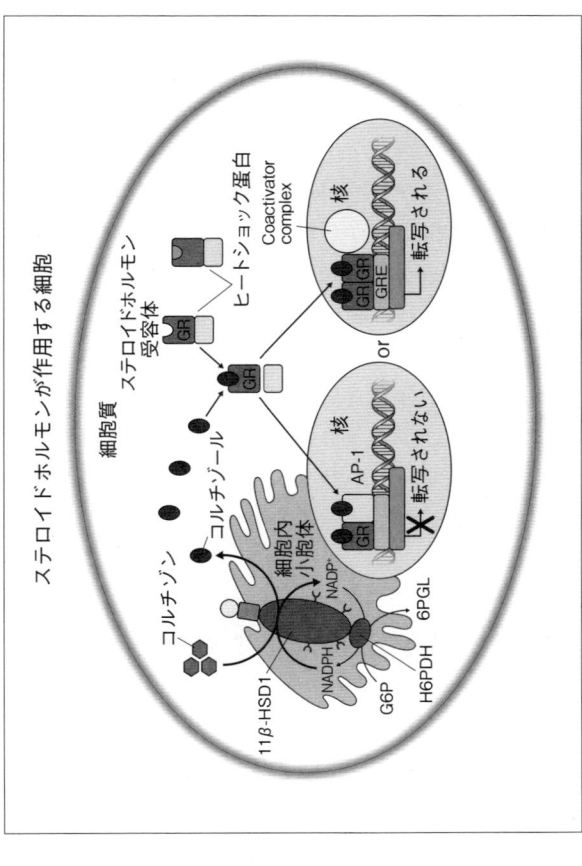

(Wiebke Arlt, 副腎皮質の異常 ハリソン内科学4版, メディカル・サイエンス・インターナショナル, 2012)

これによって種々のタンパク質が作られて，それぞれに種々の生理的な活性が示されてくるのです．

Q11 ステロイドホルモンには日内変動がありますか？

ACTH やコルチゾールの産生には日内変動があります．ACTH は5時間かけて，コルチゾールは8時間かけて産生のピークを迎えます（図4）．早朝にピークがあるということは，筋肉活動のためのエネルギー源を準備する必要があるからです．体内で産生される3割のホルモン量が午前4時から午前8時の間に作られるのです．このように，コルチゾールの産生は時間に依存しているので，このリズムを乱さないような補充や治療が本当は望ましいところです．

Q12 ステロイドホルモンは血中の量がその働きを示していますか？

血中のコルチゾールレベルは，ACTH の分泌されるリズムと密接に関連しています．朝には，血漿コルチゾールレベルは $10 \sim 25\,\mu\mathrm{g/dl}$ で，その80%はコルチコトロピン結合蛋白と結合しています．10%はアルブミンと結合し，0.1%が性ホルモン結合グロブリンと結合しています．残りの9〜10%がフリーのコルチゾールで

図4 血中コルチゾール値の日内変動

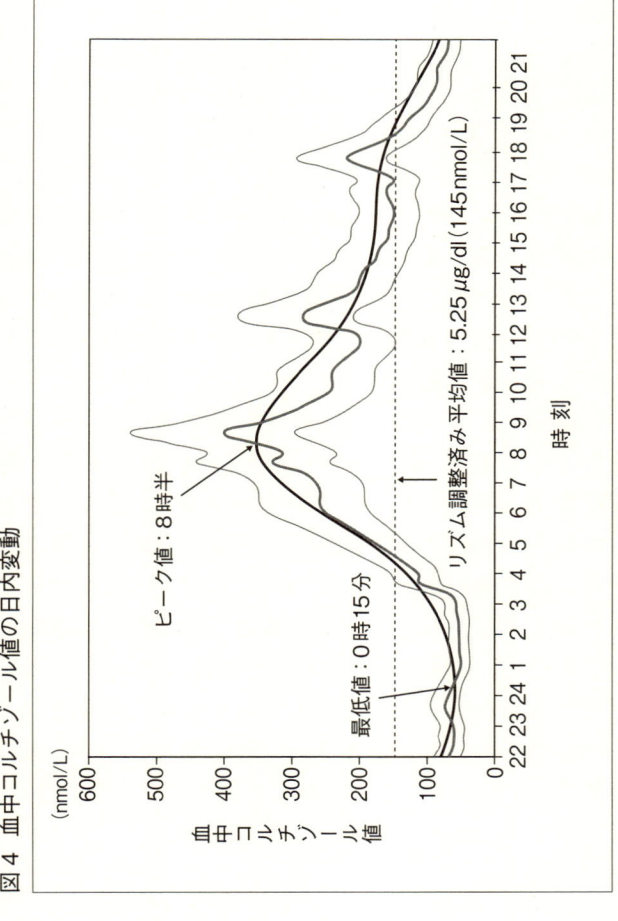

(Wiebke Arlt, 副腎皮質の異常 ハリソン内科学4版, メディカル・サイエンス・インターナショナル, 2012)

す．このフリーのコルチゾールの量がコルチゾールの生理的活性を反映しています．

Q13 ステロイドホルモンの活性の調節はどのようにされていますか？

　血漿中のコルチゾールは，視床下部下垂体副腎経路での調節を受けます．血漿中コルチゾール活性が高まると，これが視床下部下垂体に働きかけて，下垂体からのACTH産生を抑制します（図2）．活性が低下するとACTH産生が亢進されます．

　しかし，薬物として慢性的にステロイドホルモンを投与していると，数ヵ月から数年にわたって視床下部下垂体には抑制がかかることとなります．投与を中止してから，視床下部下垂体副腎の調節機能が正常にもどるのには数年かかるといわれています．したがって，ステロイドホルモンを一定期間投与して中止するには，ゆっくりとした減量と維持療法が必要です．もし，これをしておかないと，病気やストレスに対してステロイドホルモンが迅速に産生されて対応するという本来の防御機構が働かないことになり危険です．

> Q14 ステロイドホルモンの調節と，病気やストレスの関係について説明してください．

　病気の中でも原因が微生物にある感染症について考えてみましょう．体内のある場所で微生物により感染症が引き起こされた時に，体の免疫系がこれを認識します．免疫系は，これらの情報を脳や神経系に伝えます．リンパ球やマクロファージなどの免疫反応や炎症反応にかかわる細胞から種々のタンパク質が産生されます．

図5 炎症感染とステロイドホルモン

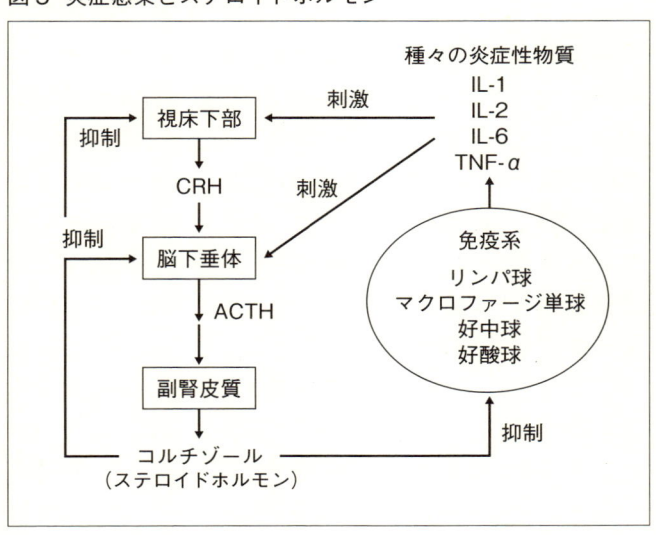

インターロイキン1（IL-1），腫瘍壊死因子（TNF-α），インターロイキン6（IL-6）などです．これらは，視床下部下垂体からのCRHや抗利尿ホルモンなどの産生を増強します．

炎症や感染といったストレスに対して，上に述べた炎症の過程に対応してコルチゾールが産生増強されます．ステロイドホルモンは，この炎症反応にかかわる種々のタンパクの産生を抑制します（図5）．

> Q15 ステロイドホルモンは一度産生されると，ずっと血中や組織にとどまっているのですか？

副腎で産生されたステロイドホルモン（コルチゾール）は，血中を循環し，それぞれの組織で作用を発揮し，やがて，主に肝臓に運ばれて処理（代謝）されます．一部は腎臓でもされます．4つの代謝の方法があります．還元，酸化，水酸化，抱合です．それぞれに酵素というタンパク質が関与して処理が行われます．薬物がこの酵素の働きに影響して，ステロイドホルモンあるいはステロイド薬の分解を亢進させることも知られています．たとえば，抗結核薬の1つであるリファンピシンをステロイド薬と一緒に飲んでいる場合には，通常のステロイド薬必要量よりも多い量を投与しないと，期待されるステロイド薬による治療効果がみられないことに

なります．

> Q16 ステロイドホルモンは糖尿病を引き起こすといわれていますが，本来，副腎皮質ホルモンの作用にそのような働きがあるのですか？

　ステロイドホルモンは，肝臓での糖（グルコース）の産生を刺激します．まずは，肝臓内で糖新生のために必要な酵素を活性化します．アミノ酸を肝臓の外から，主に筋肉組織から肝臓へ移してきます．そして，これらから糖新生をするために，ほかのホルモン，グルカゴンやカテコラミンなどを活性化します．肝臓にグリコーゲンが蓄積され，飢餓状態から防御できるというわけです．これらの作用が過剰になると，糖尿病が誘発され，ステロイド筋症になったりするわけです．ステロイドホルモン過剰状態では，インスリンの作用が種々のやりかたで抑制されます．

> Q17 ステロイドホルモンは肥満と関係ありますか？

　ステロイドホルモンは脂肪組織の脂肪を分解し，血中の遊離脂肪酸を増加させます．これらは，エネルギーとして糖を新生する過程などで使われます．ステロイ

ドホルモンが過剰に産生される病気であるクッシング病では，中心性肥満〔体の中心部（顔，肩，体幹部）に脂肪が沈着〕がみられます．また，治療としてステロイドホルモンを長期に投与していても，中心性肥満が起こります．この場合，四肢には起こりません．中心性肥満が起こる機序はよく分かっていません．

Q18 クッシング病について教えてください．

1921年にHarvey Cushingという米国の医師が発見しました．非常に稀な病気ですが，この病気は副腎皮質ホルモンの生理的な働きを，それが過剰になるとどういうことになるかを教えてくれます．この病気は，ACTHを過剰産生する下垂体コルチコトロピン産生線腫により血中のコルチゾールが過剰になる病態です．しかし，この病気以外にも，クッシング症候群という名称で，コルチゾール産生過剰状態があることが理解されています（表2）．表2に示すように，種々のホルモン過剰による徴候と症状があります．これを理解しておくことで，ステロイド薬としての副作用も理解しやすくなります．

表2 クッシング症候群の特徴:副腎皮質ホルモン過剰の特徴

体脂肪	体重増加, 中心性肥満, 満月様顔貌, 野牛肩
皮膚	顔面多血症, 薄く脆弱な皮膚, 易出血性, 幅広い紫色の皮膚線条, にきび, 多毛症
骨	骨密度低下, 骨粗しょう症, 脊椎骨骨折
筋肉	筋力低下, 近位筋萎縮
心血管系	高血圧, 低カリウム血症, 浮腫, アテローム性動脈硬化
代謝系 生殖器系	耐糖能異常, 糖尿病, 脂質異常症 性欲減退, 無月経
中枢神経系	神経過敏, 情緒不安定, 抑うつ, 認知障害, 精神病
血液・免疫系	易感染性, 白血球増加, 好酸球減少, 深部静脈血栓症と肺塞栓症のリスク増加につながる凝固亢進

Q19 ステロイドホルモンは,糖,脂肪以外にも影響を与えますか？

　ステロイドホルモンは,遺伝子の主成分であるDNA合成と分解,タンパクとRNA合成と分解に影響を与えます.肝臓では合成を刺激して,ほかの多くの組織では合成を抑制して分解を促進します.心臓や脳ではこの影響が比較的少ないようです.たとえばTリンパ球

ではステロイドホルモンにより細胞死が誘発され(アポトーシス),筋肉組織では筋萎縮が起こってくるのです.

Q20 ステロイドホルモンは循環器系へ正常(生理的)ではどのような影響を与えますか?

生理的な条件下で,ステロイドホルモンの一番重要な作用は,血管収縮物質(エピネフリン,アンギオテンシンⅡなど)に対して,血管の反応性を高めることです.ステロイドホルモンは,心臓の筋肉合成を促進させます.同時に,ナトリウムやカリウム,カルシウムの調節にも関連して,心臓の筋肉の収縮力を高めます.薬物として過剰な反応が起こるとステロイド薬による高血圧という副作用がでてくるわけです.

Q21 ステロイドホルモンは,ナトリウムやカリウムなどに 正常(生理的)ではどのような影響を与えますか?

ステロイドホルモンは糖質コルチコイドレセプターに結合して,ナトリウムを貯留させ,カリウムを排出させる作用を発揮するようですが,その詳しい機序は十二分には分かっていません.コルチゾールやコルチ

ゾンが,鉱質コルチコイドレセプターに結合して,作用を発揮することもできるようですが,生理的な状況では通常はみられずに,薬理作用として投与された時には起こる可能性があるようです.

Q22 ステロイドホルモンは中枢神経系へ正常(生理的)ではどのような影響を与えますか？

 ステロイドホルモンは,気分,行動,神経活動,それらと関連する多くの生化学的過程に影響します.ホルモンの量が過剰でも欠乏しても精神の変調がみられます.脳の中の海馬と呼ばれる部位は,学習や記憶と深く関連しているのですが,ここにステロイドホルモンが作用するようです.海馬は,ストレスや加齢の影響を特に受けやすいといわれています.

Q23 ステロイドホルモンは いわゆる結合組織へ正常(生理的)ではどのような影響を与えますか？

 ステロイドホルモンは,線維芽細胞のような結合組織の成分に,刺激的にも,抑制的にも働くようです.生理的な働きと,治療的な働きとの間にはどのような違いがあるかも十分には分かっていません.結合組織と

いえば，膠原病（結合組織病）でやられる場所で，基本的には，治療量のステロイド薬が必要となる病気の，病変が起こっている部位でもあるのです．結合組織が異常に増えてしまう肺の線維化についての検討では，ステロイド薬が，肺由来の線維芽細胞の発揮する収縮能を増強するとの結果を私たちは報告しています．この意味では，線維化という病態には，ステロイド薬が治療効果を現わすと簡単にはいえないとの印象をもった経験があります．

Q24 ステロイドホルモンは 肺へ 正常（生理的）では どのような影響を 与えますか？

　ステロイドホルモンは肺の成長分化に大きな役割を果たします．肺胞上皮細胞（肺の実質細胞で，肺胞の空気と接している部分の細胞）を刺激して肺胞を膨らませるのに必要なサーファクタントの合成を促すようです．複雑な肺の構造形成に大きな役割を果たしているようです．糖質コルチコイドレセプターを遺伝子的に破壊してしまったマウス（ノックアウトマウス）では，肺は虚脱して，生後すぐに呼吸不全で死んでしまいます．

Q25 ステロイドホルモンは骨および カルシウム代謝へ 正常(生理的)では どのような影響を与えますか?

 ステロイドホルモンは,多様な方法で,骨やカルシウムの体内での働きに影響を与えていますが,この働きの重要性を観察できるのは,ホルモン量が過剰か欠乏している場合です.副腎皮質機能が低下しているアジソン病では,軽度の高カルシウム血症がみられます.
 一方,長期にステロイド薬治療をされていると骨粗しょう症が起こります.ステロイドホルモンは,腸管からのカルシウム吸収を一部ブロックしますし,腎臓からのカルシウム再吸収を抑制し,高カルシウム尿症や腎結石の原因となったりします.これ以外にも,種々の影響を与えているようです.しかし,ビタミンDには,ステロイドホルモンは影響を与えないようです.むしろ腎臓では,ビタミンDの産生を促進しています.

Q26 成長と発達への影響はありますか?

 子供に治療としてステロイドホルモンを与え続けると発達が低下するといわれていますが,生理的にはどうかは明らかではありません.

Q27 生殖機能への影響はありますか？

基本的に，ステロイドホルモンは，生殖機能には抑制的に働きます．これは，ストレスなどがある時に，いたずらに生殖機能が発揮されないで，生体を守ることに集中するという防御の1つの対応かもしれません．

Q28 ストレスへの反応はどのようなものですか？

急性に心身にかかるストレスは，視床下部下垂体副腎経路を活性化させて，血中のACTHとコルチゾールの濃度は上昇します．身体的なストレスとしては，外傷，病気，痛み，出血，外科手術，低血糖，過度の運動，発熱，低血圧，寒さ，喫煙などが挙げられます．

種々のストレスにさらされると，多様なメディエーターが体の中で作られますが，これらは，体にとって有害な場合もあるので，それらから体を守るために副腎皮質ホルモンが増加するのではないかと考えられています．

> Q29 ステロイドホルモンは，正常（生理的）でも免疫反応や炎症反応を調節するのですか？ これが，リウマチや膠原病の治療薬として使われている理由ですか？

　ステロイドホルモンには，T細胞やB細胞というリンパ球全体にそれらの働きを抑制するように働きます．マクロファージや単球という貪食細胞の働きも抑制します．T細胞やB細胞や貪食細胞は，多くの免疫反応にかかわっている細胞で，これらが病気のなりたちに関係しているのが，リウマチや膠原病ですから，生理的な量を超えて治療量を与えてやれば，急性に発症した病気や，自己免疫疾患には著しい治療効果を示すこととなります．

> Q30 免疫反応を抑制する過程を少し簡単に教えてください．

　ステロイドホルモンは，生理的にも，薬理的にも，細胞膜を拡散という方法で通って，細胞の中にあるホルモンの受容体に結合します．そして，核の中に移って核酸（遺伝子）と結合して，遺伝子の働きを調節します．結果として，貪食するという働きや，免疫反応に関係している細胞から作られる種々の炎症反応を活性化する

物質の産生を抑えます．更に，好中球の血中への移行を促し，好酸球，リンパ球，単球の数は減少させるのです．Tリンパ球への抑制の方がBリンパ球よりは強いようです．

Q31 ステロイドホルモンが働きにくいという場合がありますか？

ステロイドホルモン受容体の異常（主に遺伝子の異常）により，ステロイドホルモン抵抗性というのが現われてきます．すなわち，本来，ステロイドホルモンが働くべき場所（組織など）において作用を発揮できないという状況をいいます．

Q32 ステロイドホルモンは血液細胞へ正常（生理的）ではどのような影響を与えていますか？

ステロイドホルモンは，血液細胞の産生，寿命，血管内から外への移動やほかの正常な場合においてみられる機能全般に影響を与えます．特にリンパ球への影響が大きいのです．一般に，赤血球の寿命は120日，血小板は5～10日といわれています．これらは主に血管内にいますが，単球は，種々の組織にマクロファージとして常駐して種々の働きをします．好中球は血管内で

6〜12時間滞在して種々の組織へ移行すると寿命は極めて短時間です.

ステロイドホルモンの血液細胞への影響は直接の作用に加えて,種々のサイトカインや成長因子の働きに影響して間接的に血液細胞の働きを制御しています.

Q33 ステロイドホルモンは神経系へ正常(生理的)ではどのような影響を与えていますか?

ステロイドホルモンは,神経系を調節し,神経の働きに影響しています.多くの神経系の病気の背景には,ステロイドホルモンと関連した異常があります.脳の発達,全体の神経系の恒常性の維持,加齢の過程には,ステロイドホルモンと神経系の関係の異常がみられるのです.

視床下部・下垂体のステロイドホルモン産生への調節が基本となりますが,この過程に,神経系,特に海馬などが関連しています.これらを経由してのストレス刺激が視床下部に到達するのです.海馬は,学習や記憶とも深く関連している神経組織です.

第 3 章

治療薬としての
ステロイドホルモン
（糖質コルチコイド）

第3章

治療薬としての
ステロイドホルモン（糖質コルチコイド）

> Q34 ステロイドホルモンを治療薬（ステロイド薬）として用いる場合の治療効果や副作用に影響する因子について教えてください．

　治療薬としての力価，体内に入ってから分解されるまでの時間などの違い，毎日の投与量，一日の中でいつどのように飲むか，個人個人でのステロイド薬の吸収や分解などの差異，治療している期間などが関係してきます．

> Q35 ステロイド薬を大量に注射で使う時と，経口的に飲む場合とでは，どれくらいの違いがありますか？

　急性に強い炎症が起こって，注射薬としてステロイド薬を1g与えることがあります．いわゆるパルス療法です．この場合には，普通，連続して3日間投与するのですが，効果は2週間目くらいに最大となるといわれ

ています.一方,副作用は,経口投与の継続に比べると少ないとされています.

Q36 ステロイド薬の治療効果はどのようにして評価するのですか？

経口的に一定期間投与する場合には,主観的な症状の改善にだけ頼ることなく,できるだけ定量できるような指標を治療効果の評価に加えた方がよいです.たとえば,熱の度合,CRPという炎症反応の指標,それぞれの疾患に用いられている病気の勢いを示す種々の指標です.経過を評価して,治療効果を示す最小必要量を,なるべく最短の期間投与できればそれにこしたことはないかと思います.

Q37 治療効果を示す最小必要量を決めるこつがありますか？

それぞれの病気の勢いがある場合には,病気の経過と関連して,治療量が決められることが多いです.治療開始の量は種々のガイドラインや治療指針では,標準量(プレドニン®換算で体重当たり0.5〜1.0 mg/日)が記載されています.これを4週間以上投与して,漸減していくというのが一般的なステロイド薬の治療方法です.しかし,病気によっては,漸減中に再発しやすい,

あるいは、しっかり維持量を継続しないと安定しにくいものもあります。あるいは、病気の自然経過には大きな幅があり、病名だけで治療量を判断してはいけない場合もあります。その病気の経過について、診察の時点で、どれくらい予測できるかは、臨床経験と知識との総合的な判断を必要とすることです（図6）。患者さんも、このことを理解して、医師に、こういうポイントで質問をして、治療の是非、治療の量、種類、投与方法、併用薬の有無と必要性、期間などを理解しておくことが重要です。

図6 ステロイド薬の標準的治療方法

> 標準治療量： プレドニン®換算0.5〜1.0 mg/kg 体重を4〜6週間投与して、漸減していく。
>
> 減量速度： 疾患、治療投与量と期間にもよるが、再発のおそれがある場合には、プレドニン®20 mg/日までは、一定の減量（たとえば、2.5 mgあるいは5 mgずつ2週間から1ヵ月で減量し、19 mgからは、1 mg/1ヵ月くらいの速度で減量していく。ときには、1 mg/3ヵ月くらいのゆっくりとした減量も考慮する）。
>
> 維持量にまで、減量できたら、病気が安定化していたら、それを継続投与する。病気の種類によっては、完全に中止まで、減量可能な場合もある。
>
> 多くの慢性疾患では、減量中に、再発をしたり、離脱症候群がでたりして、再増量することが必要となるので、副作用の発現に加えて、離脱症状にも留意していくことが必要。

Q38 ステロイド薬の働き方には、個人差がありますか？

　ステロイド薬は、多様な病気に対して使われています。これは生理的な量をはるかに超えている治療量で用いますと抗炎症効果、更に量を上げると免疫抑制効果を示すからです。心臓循環器系の恒常性を維持し、活力を維持するためには、生理的な量くらいの治療でいいのですが、病気を抑えるためには、治療量が必要です。視床下部下垂体系のホルモンがストレス刺激によって作動しだすのには、30秒から数分といった迅速な時間内で起こります。普通の日常でも、睡眠から目覚めて、一日の活動を始める早朝にACTHが分泌されて、副腎皮質ホルモン分泌が起こるように刺激されます。コルチゾールが分泌されて、筋肉活動に必要な糖質などエネルギー物質を筋肉へ送り込むのです。循環器系を活動準備させるためには、アルドステロンが分泌されます。このように、副腎皮質ホルモンは生理的にも、ストレスのタイプや程度によって一日のうちでも変化しますので、実際に必要な維持量あるいは治療量としてのホルモンの量の決定には、難しい面があるのです。そういう意味では、一人一人の個体差だけでなく、一人一人の生活でのストレスの幅、基本的な副腎皮質機能の差異などが、薬として投与するステロイド薬の効果に幅

を与えていることは考えられます.

表3には,ステロイド薬投与時に影響を与える因子について一覧しました.副腎皮質でのコルチゾール産生速度というのは,成人では,5.7mg/m^2/日,小児では,6.8mg/m^2/日と算定されているようです.

表3 ステロイド薬補充あるいは治療に影響する因子

- 身体のコルチゾール産生速度
- 日内変動
- 経口摂取での体内移行率
- コルチコステロイド結合グロブリンへの結合
- ステロイド薬の薬物動態
- 糖質コルチコイドの相対的力価と,ステロイド受容体への親和性
- 半減期
- 病気の種類

(Lin AN, Paget SA, eds. Principles of corticosteroid therapy 2002 より)

Q39 ステロイド薬を飲む場合,腸から吸収されますか?

経口的に服用できるステロイド薬は,コルチゾン,コルチゾール,プレドニゾン,プレドニゾロン,メチルプレドニゾロン,デキサメサゾンです.これらは,空腸から90%は吸収されて血液中に移行します.

● サイドメモ

＜病気の性質と経過を知って治療してほしい！＞

　私たちの中央診療所サルコイドーシス外来には，全国からセカンドオピニオンを求めて患者さんが来られます．現時点では，サルコイドーシスは幅の広い臨床経過をもち，そのほとんどは，安定に経過するが，一部に難治化することが知られているはずなのですが，経過観察もせずに，標準的ステロイド治療を開始し，予防的な措置もとらずに，長期服薬をされて，6回以上におよぶ骨折（腰椎圧迫骨折，大腿骨頚部骨折など）を繰り返して，日常生活が不自由になってしまった患者さんもおられます．どの病気であれ，自分の臨床経験が少ないのであれば，教科書的な知識のみでなく，専門家たちの情報を欧米の文献も含めて学ぶ姿勢が臨床医には求められているのではないかと思います．

第3章　治療薬としてのステロイドホルモン（糖質コルチコイド）

Q40　ステロイド薬は吸収されてから どのように処理されますか？

　コルチゾンとプレドニゾンは生物学的には活性をもたないために，肝臓で特定の酵素によって，それぞれ，コルチゾールとプレドニゾロンに変換されて，活性を示すようになります．

　服用後2時間で血中濃度はピークに達しますが，最大の活性を示すには，8〜12時間が必要です．腸の病気で吸収の不良な場合には，活性も低下しています．手術で腸の一部を切除している場合や，経静脈的に栄養を管理している場合には，ステロイド薬は，筋肉注射か，静脈注射が必要となります．

　血中では，コルチゾールはコルチゾール結合グロブリンと結合しており（25 μg/dl），この状態で常に色々な組織に供給できるようになっています．5 μg/dl を超えると結合されないコルチゾールの量が増えて，必要以上に組織に移行してしまうこととなります．しかし，結合されないで血中に存在していると，非常に迅速に排出される仕組みもあります．プレドニゾロンはコルチゾールに比べると59％くらいの結合率ですので，生理的に結合しているコルチゾールが血中へ遊離する前に，プレドニゾロンが血中に増えているために薬理作用を発揮しやすくなります．

プレドニゾン,プレドニゾロンはともにコルチゾール結合グロブリンと血清アルブミンに結合しますが,投与量を増やすと,遊離型が増えるので,活性が強くでてきます.肝硬変やネフローゼ症候群などのアルブミンが減少する病気があると,遊離型が増えますので,ステロイド活性は強くでてきます.

　ステロイド薬を分解する代謝速度に影響するものがいくつかあります.肝臓で薬物代謝に関係する酵素を誘導するような薬剤,たとえば,抗結核薬リファンピシンなどは,コルチゾールやプレドニゾロンの活性を低下させます.ですから,もしリファンピシンを併用する場合には,プレドニゾロンの量を増量する必要があります.デキサメサゾンだけは,比較的,これらの薬剤が併用されても影響を受けにくいです.

Q41 ステロイド薬の種類と強さの違いについて教えてください.

　ステロイド薬には,種々の種類があり,それぞれの働きには表4に示すような差異があります.一般的に,デキサメサゾン1 mgは,プレドニゾン10 mgに相当し,コルチゾールの40 mgに相当します.しかし,ACTH分泌を抑制する力や,組織での活性の強さは,また異なっているのです.たとえば,デキサメサゾンは,プレドニゾンに比べると抗炎症効果は6～7倍強く,コルチゾー

表4 合成ステロイド薬の種類と特徴

	作用時間	血漿半減期 (分)	相対的力価 糖質コルチコイド	相対的力価 鉱質コルチコイド	換算用量
・短時間作用型					
コルチゾン	8〜12時間	90	0.8	0.8	25
コルチゾール (ヒドロコルチゾン)	8〜12時間	80〜100	1.0	1.0	20
・中間型					
プレドニゾン	12〜36時間	180	4〜5	0〜0.8	5
プレドニゾロン	12〜36時間	115〜200	4〜5	0〜0.8	5
メチルプレドニゾロン	12〜36時間	150〜180	5〜6	0〜0.5	4
トリアムシノロン	12〜36時間	200	4〜5	0	4
・長時間作用型					
デキサメタゾン	36〜72時間	240	30	0	0.5〜0.7

ルに比べると25倍強いようです．こういう情報をもとに，補充や治療のきめ細かい量を決めることが必要ではありますが，これはなかなか難しいことでもあります．

Q42 ステロイド薬の代謝のされかたにも違いがありますか？

ステロイドホルモンの血中半減期はコルチゾールで80～100分です．肝臓ですばやく分解（代謝）されるのです．経口的に服用したヒドロコルチゾンが完全に血中から無くなるまでには半減期の5倍，すなわち，7.5時間かかります．存在しているコルチゾールがACTHを抑制する効果は，もっと長く継続します．

合成薬としてのプレドニゾン，メチルプレドニゾロン，デキサメサゾンはそれぞれ，3，2.5，4～8時間という半減期を有しています．これらを治療薬として用いる時には，コルチゾールと異なって，投与回数は，一日に1回から2回ですむことになります．しかし，力価が高まり，半減期が長くなった分だけ，補充量や治療量の決定の際に，過剰投与しがちになることも念頭におく必要がありそうです．特に小児の場合には留意すべきことです．

第3章　治療薬としてのステロイドホルモン（糖質コルチコイド）

Q43 ステロイド薬は服用途中で中止できますか？

　副腎皮質機能低下は，種々の病気と関連してもみられますが，この本で特に知っておくべきことは，成人の慢性的な経過でステロイド薬治療を受けている場合にみられる副腎皮質機能低下への対応です．治療量のステロイドホルモンが血中にあるために，常に視床下部下垂体系における ACTH 産生に抑制がかかっている状況があります．このような場合に，突然，ステロイド薬を中止することは危険です．

　早朝の血中コルチゾール濃度は，15〜25 mg/dl が正常値です．長期経過で治療中には，血中コルチゾール低値，血中好酸球増加（アレルギー体質でない場合には，0〜4％が正常範囲）の場合には，副腎皮質機能低下を考えて対応すべきでしょう．

Q44 どれくらいの治療薬の量と期間でしたら，一気に中止しても副作用を心配しなくてもいいのですか？

　生理的に分泌されている位のホルモン量を3週間までか，隔日に服用している場合には，視床下部下垂体副腎系の抑制は起こりませんので，副作用の心配はあり

ません.

プレドニン®20 mg/日以上を3週間以上投与されている場合には,視床下部下垂体副腎系の抑制が起こっていると考えられます.もちろん,クッシング症候群の患者の場合も抑制は著明に起こっています.

Q45 治療効果を最大にして,副作用を減らすことはできますか?

基本的に,体全体のストレスに対する防御反応,代謝反応,抗炎症作用,免疫抑制作用などを治療効果として評価するわけですが(表5),投与時間が長くなればなるほど,種々のホルモン本来の作用が,副作用として現われてきます.ですから,まずは,一番効果的な使い方は,急性の炎症性疾患,免疫が関与している疾患への短期治療でしょう.

表5 ステロイド薬の治療効果の指標

- ストレスに対する防御反応
- 代謝反応
- 抗炎症作用
- 免疫抑制作用

プレドニン®という名前のステロイド薬を20 mg/日くらいを21日間連続して服用した場合には,いきなり薬

を中止しないことが重要であるといわれています．副腎皮質の正常な生理的な産生能力が抑制されてしまうために，急な薬剤の中止は，副腎皮質機能不全からくるステロイド離脱症状というのを来して，病状が悪化することがあります．

慢性疾患にステロイド薬を使う時には，長期に投与すると必ず，副作用はでますので，一定の治療効果が現われた時には，ゆっくりと減量にはいる必要があります．

ステロイド薬の減量が早すぎても離脱症状が起こったり，再発したりしますから，ゆっくりと減量することは重要です．

Q46 ステロイド薬を減量する時に再発しない，離脱症状が起こらない方法がありますか？

ステロイド薬以外の免疫抑制薬を併用して，ステロイド薬の投与量を少なくしておくことも，ステロイド薬の副作用を少なくするためにとられる方法です．このような時の免疫抑制薬などには，ステロイド節約作用があるといいます．

● サイドメモ

＜ステロイド薬の使い方：私の経験から＞

　基本的に，ステロイド薬は，それぞれの病気のガイドラインにそって標準量を使うべきだと医師も患者さんも考えているのが普通です．でも，副作用など心配せずに，うまく使う方法もあります．炎症が身体に急性に起きている時に，普通は，風邪の時や，気管支炎くらいでは，ステロイド薬を本格的に使うことはしません．しかし，風邪のウイルスが，風邪症状が治ったあとも気管支の過敏性を高めて咳が長引いたりすることがあります．特に喘息傾向のある人なら，風邪薬と一緒に，プレドニン®錠一粒5mgくらいを数日飲むことで，感冒後の気管支過敏性が抑えられて，咳に悩まされなくなる場合もあります．

　また，一病息災のような慢性病では，症状の揺れがありますが，あまり深刻な状況にならずに経過できることが多いのです．たとえば，中高年の女性に多いシェグレン症候群などでは，乾燥症状（口の渇き，眼の渇き，気管支のいらいら感，倦怠感など）が多い場合には，継続してステロイド薬を飲まなくても数日から7日くらいのプレドニン® 5～10mg/日の服用で症状が抑えられる場合もあります．

　気管支喘息の症状が悪化した時にも，頓用でプレドニン® 5～10mg/日を数日服用で治まる場合を経験しています．副作用を少なくして，治療効果をあげる現実的対応です．

第3章 治療薬としてのステロイドホルモン(糖質コルチコイド)

Q47 ステロイド薬としては種々の種類がありますが,これらはどのように使えばいいのですか?

コルチゾンに対する薬剤としての作用の強さの程度の違い,血中半減期の長さの違い,鉱質コルチコイド作用の少ないものなどを,選択して治療するということも考慮すべきことです.補充療法は,生理的な状態を維持できるように,治療量としては,短期に免疫抑制,抗炎症効果を示しうる種類を使います.

Q48 実際には,ステロイド薬にはどのような種類や剤型がありますか?

化学的に合成されたステロイド薬の種類と特徴については,**表4**に示しました.既に説明しましたように(Q41),それぞれの特性を考慮して,治療薬として量と投与期間を決めることが必要です.実際の臨床では,短時間作用型のコルチゾン,コルチゾールなどの使用頻度は,極めて少なくなっており,中間型が経口薬として,中でもメチルプレドニゾロンが,注射薬として汎用されています.

Q49 医療保険で使われているステロイド薬について教えてください．

　現在，診療で実際に使われている化学的に合成されたステロイド薬を表4（56頁）に一覧しました．先に，説明しましたように，それぞれ生理的に産生されているコルチゾールという副腎皮質ホルモンと比較して，血中での半減期，力価などが少しずつ違っています．また，錠剤なら1錠に含まれているステロイドホルモン量にも違いがあります．したがって，どのような病気に，どれくらいの病気の勢いの場合に使うかで薬剤の種類を選びます．また，しばらく投与せねばならない場合の方が多いわけですから，副作用のでにくいものを選びます．ホルモンとしての糖質コルチコイド作用に，鉱質コルチコイド作用がどれくらいでやすいか，あるいは，血中半減期や組織への移行しやすさや，肝臓での代謝されやすさなどを考えます．また，投与する時間も考慮が必要です．基本的には朝に飲んでもらう場合が多いのですが，熱や症状を抑えるために，分けて投与するということもあります．

第3章 治療薬としてのステロイドホルモン（糖質コルチコイド）

Q50 ステロイド薬はどのようにして投与されるのですか？

　投与方法には，経口服用，吸入，塗布（皮膚，口腔，鼻腔など），点眼，経静脈投与などがあります．経口服用剤は，既に表4（56頁）に示しましたが，現実の臨床でよく投与されているのは，プレドニン®，メドロール®，リンデロン®です．炎症性の全身性疾患に対して，標準的な治療量として，体重1kg当たりプレドニン®相当量0.5～1.0mg/日を4～6週間投与して漸減するというのが一般的な方法でしょう．しかし，疾患によっては，病勢を抑制するためには，体重あたりプレドニン®相当量2mg/kg/日以上の量が必要とされる場合もあります．急性の炎症抑制のためには，パルス療法といって，経静脈的（点滴）にメチルプレドニゾロン1gを3回以上継続投与する場合もあります．大変な量と思われるでしょうが，効果がしっかりとみられて，かつ副作用が長期継続投与に比べると少ないという特徴があります．一般的にいって，皮膚の病変に外用剤は効果があるのですが，全身性疾患の皮膚病変に長期に塗布していると皮膚が萎縮してしまうことがあり要注意です．

　点眼剤は，眼科医の指示に従って，種類と点眼回数を守っていくことが必要でしょう．量的には少量でも，経過では白内障や緑内障がステロイド薬に関連してで

てくることがないわけではありません.

　吸入は気管支喘息における標準的治療方法ですが,アレルギー性の咳,気管支の過敏性一般,時にはサルコイドーシスのような免疫反応が亢進した全身性炎症性疾患でも吸入療法のみで治療を試みることもあります.副作用の発現は,経口投与に比べると明らかに少ないので,治療効果があれば,よい方法です.

Q51　ステロイドパルス療法についてもう少し教えてください.

　ステロイド薬を経口量よりもずっと多く,経静脈的に投与する方法です.1960年後半頃に,腎移植後の拒絶反応を抑制するために,この方法が行われたのが始まりです.

　拒絶反応にみられる腎臓の病理組織所見と,膠原病の1つであるSLEによるループス腎炎の組織所見とには類似性があるとの判断で,ループス腎炎患者にパルス療法を行った報告が1976年に出されています.この報告以来,膠原病性以外の糸球体腎炎にもパルス療法が行われ,一定の効果を示したので,急性あるは重篤な炎症性障害を治療し,かつ副作用が少ないという利点もあり,現在にいたるまで,一定の有効な治療方法として定着しています.加えて,免疫抑制薬の1つであるシクロホスファミドを併用したパルス療法というのも,

膠原病では使われており,明らかに免疫反応による異常が病気の主体である場合には,この併用がより効果的であることもあります.

しかし,一見,急性あるいは重篤な免疫反応がらみの炎症とみえていても実は感染症が主体である場合もありますので,感染か免疫反応による炎症かの鑑別は治療方針を決めるにあたって常に重要なポイントです.

パルス療法では,顔面紅潮,金属製の味覚,急性の関節痛,高血糖,いらいらする,血圧上昇,筋力低下などの副作用がみられることがあります.経口的にステロイド薬を飲んでいる場合に比べると,パルス療法の方が感染症の副作用は少ないとの報告があります.しかし,もちろん,重篤な感染症がでる場合もありますので,注意は必要です.

Q52 ステロイド薬の治療量はどのようにして決められますか？

合成されたステロイド薬それぞれの働きの強さには違いがあるために,表4に示すように相当量を比較することができます.抗炎症効果や免疫抑制作用にも違いがあります.生理的なステロイドホルモンに比べると,ステロイド薬は血中でコルチゾール結合蛋白に結合する割合は低いために過剰な量を与えると,種々の副作用がでやすくなります.ステロイド薬の分解され

る速度は,年齢,一日のうちいつ投与したかなどに影響されます.また,腎臓の病気,透析中,甲状腺機能亢進,ネフローゼ症候群,肥満,妊娠,重篤な肝臓病などでは,ステロイド薬の体での薬物動態が変化します.薬物の中には,ステロイド薬の血中濃度を下げてしまうもの(水酸化アルミニウムマグネシウム)や,分解促進する抗けいれん薬,ステロイド濃度を上げてしまう薬(経口避妊薬,抗生物質の一部,抗真菌薬:これらは肝臓でのステロイド分解に働く酵素活性を下げてしまう)があります.

Q53 治療中にステロイド薬の量を減量していく判断はどのようにされていますか?

ステロイド薬治療の経過で,標準量のステロイド薬投与により予想していた治療効果がみられた場合,あるいは,一定の治療をしても効果が得られなかった場合,どちらにおいても,ステロイド薬の量は減量していくことになります.特に,ステロイド薬治療中に急性の精神症状がでてきた場合や,帯状疱疹による角膜潰瘍の場合には,ただちに中止する必要があります.それら以外では,漸減していくことが必要です.というのは,治療中には視床下部下垂体副腎軸抑制が起こっているために,急な中止や減量をすると,副腎皮質機能不全の状態が現われます.また,病気に対する抗炎症効果や免疫

抑制作用が足らなくなって病気の勢いが再燃することがあります.

Q54 ステロイド離脱症候群とはどういうことですか？

病気の治療のために, 生理的な量をはるかに超えた治療量のステロイド薬を投与することになりますが, 一定の効果がみられたら, 投与量を減量しようとするのが普通です. それは, 生理的にみられる種々のステロイドホルモンの働きが, ステロイド薬過剰量の継続投与で, いわゆる副作用という形で過剰に現われてくるのをなるべく最小にしたいということからです. 一方では, 過剰量のステロイド薬投与で, 体の本来の副腎皮質の働きは抑制されているので, 減量にはかなりの慎重さが必要です. 治療中は, 視床下部下垂体にも抑制が継続してかかっている状態ですから, 急速な治療量の減量を始めたり, 投与を突然中止したりすると, 副腎皮質機能不全が急激に現われて, 吐き気, 嘔吐, 疲労感, 食思不振, 発熱, 筋肉痛, 低血圧, 失神, 時には急死も起こりうるほど危険な状態が起こります (表6). 視床下部下垂体機能の回復には1年以上かかりますから, 回復まで, 一定のステロイド薬量を投与するか, ストレス時には必要量を投与するかが必要です. 完全に機能が回復したかどうかの評価は難しいのです

表6 副腎皮質機能不全（ステロイドホルモン：糖質コルチコイド）の特徴

・ 疲れやすい，エネルギー欠乏	・ 甲状腺刺激ホルモンの軽度上昇
・ 体重減少，食思不振	・ 低血糖
・ 筋肉痛，関節痛	・ 低血圧，起立性低血圧
・ 発熱	・ 失神，稀に急死
・ 吐き気，嘔吐	・ 低ナトリウム血症
・ 貧血，リンパ球増加，好酸球増加	

が，ACTH刺激に対する反応性を調べるのが有用であるとされています．急性の呼吸不全で生き残れた患者では，死亡した群に比べると，この刺激反応が高くみられるという報告もありました．合成ACTHを静脈注射して副腎皮質から産生されるコルチゾールの反応を評価するテストですが，これは一定の条件で実施する必要があるために，入院中でないとなかなか実施できません．しかし，このような問題を念頭におきながら対応していくことが必要です．

第3章 治療薬としてのステロイドホルモン（糖質コルチコイド）

Q55 ステロイド離脱症状を防ぐために検査などで用いられるものがありますか？

血液中のコルチゾールの値は，早朝に一定の条件で測定しますが，個人的なばらつきもありますし，治療中は，薬物の血液中の量が加算されます．したがって，副腎皮質機能を評価するためには，ACTH刺激試験という検査で，注射薬としてACTHを用いて注射後の血中コルチゾールの値の変化を調べます（図7）．反応性がよい場合には，敗血症ショックなどのストレスに対して生存状況がよく，低い場合には不良であるとの成績があります．現実の臨床では，特に外来診療では，一定

図7 体内のストレス反応性の評価；迅速ACTH試験

朝食をとらずに，少なくとも30分安静にしてから実施
負荷直前の採血をする

コートロシン（合成1-24 ACTH 0.25mg 筋肉注射または静脈注射）
　　　　↓
30分後，60分後に血中コルチゾール測定

正常反応
　血中コルチゾールは負荷後20μg/dl以上になる
　負荷30分後に，負荷前の値より7μg/dl以上増加

無反応の場合：原発性副腎皮質機能低下症
低反応の場合：原発性副腎皮質機能低下症，ステロイド薬長期服用中
過剰反応の場合：クッシング症候群，異所性ACTH産生腫瘍

の条件での採血は難しいことです.

> Q56 ステロイド薬の投与方法で副作用に
>   違いがでますか?

　経口的に投与する時には,これまでに説明してきましたように,種々の副作用がでてくる可能性があります.吸入ステロイド薬の投与方法では,投与量が経口に比べると少ないために全身的な副作用は少ないのです.しかし,全くでないわけではなく,骨密度の低下の報告があります.吸入ステロイド薬にも種々の種類があり,血中に移行しやすいものから移行しにくいものまで様々です.吸入投与方法では,一番多いのは,のどの違和感,しわがれ声,カンジダ症などが口腔,咽頭などに現われることがあります.吸入後,うがいを丁寧に行うことなどが副作用を少なくするよい方法です.

第 4 章

ステロイド薬の副作用について

第4章

ステロイド薬の副作用について

　既に説明しましたように，ステロイドホルモンが生理的に副腎皮質から産生され，視床下部下垂体副腎皮質軸による調節を受けている中で，多様な生理的な働きをして生命活動を維持していることが理解できます．このホルモン作用を有する物質を薬剤として治療量（生理的な量より多い）を投与すると，病気に対する効果がみられる一方で，血液中，組織中のホルモン量が増加していることによる過剰反応（表2）が副作用として，みられてくることとなります（表7）．これらについて基本的なことを理解しましょう．

> Q57　ステロイド薬の副作用がでる状況と，
> 　　　種類はどのようなものですか？

　歴史的にも，ステロイド薬による副作用は早くから認識されています．ステロイド薬の治療効果が関節リウマチに対して劇的に認められ，種々の病気に対してステロイド薬が熱心に使われ始めた時に，ほぼ並行し

表7 ステロイド薬の副作用

皮膚	皮下出血，紫斑，皮膚が薄くなる，皮膚線状 顔面紅斑，にきび，多毛，萎縮，傷がなおりにくい
眼科	白内障，緑内障，眼圧上昇，眼球突出
循環器	高血圧，高脂血症，動脈硬化 うっ血性心不全（心機能低下の場合）
代謝	高血糖，糖尿病，高脂血症， 糖尿性ケトアシドーシス 窒素バランス異常 中心性肥満，満月様顔貌，体重増加 ナトリウム貯留，浮腫 低カリウム血症 副腎機能低下（プレドニン®5mg/日を1週間以上） 多汗，多尿，月経異常 小児の成長抑制
消化器系	胃潰瘍，出血，憩室炎，胆のう炎， 脂肪肝，肝臓腫大 膵炎，腸管穿孔（無症状）
神経系， 精神	脳圧亢進，小脳偽腫瘍， 気分変調，抑うつ，不眠症 多幸感，食欲増進 精神障害
骨，筋肉， 骨格系	ステロイド筋症 骨粗しょう症，骨折しやすさ 無菌性骨壊死 ステロイド薬減量時の関節痛 （偽リウマチ） 好中球増多，単球減少，リンパ球減少
血液免疫系	遅延型過敏反応の抑制 すべての細菌，ウイルス感染のリスク
感染症	抗酸菌，真菌，プロトゾアル感染 （長期投与時）

て,副作用(薬として望まれる治療効果以外の,好ましくない作用)がたくさん認識されてきました.

「軽度から重篤,早期から後期,激しいものからいつ現れたか分かりにくいものまで,耐えられるものから,耐えがたいものまで」という記載で副作用が記載されています.

ステロイド薬が,本来,体の中の副腎皮質から生理的に産生される量を大きく上回る治療量を投与し続けていると,ステロイドホルモンの示す色々な作用が,必要もないのに,現われてしまうということになるのです.これは,視床下部下垂体副腎系の調節機構を乱して抑制してしまう結果と,血中に継続してホルモン量が過剰に存在するというクッシング症候群様状況とから起こってくることです.たとえば,肝臓から血中に糖分を出して,血中の糖分を上昇させたり,脂肪合成を促進して血中の脂肪の量を増やしたり,筋肉からタンパクを分解促進して筋力低下を来したりと,実に生理作用が過剰となっての多くの副作用がみられます.

Q58 中枢神経系への副作用とは?

治療として長期にステロイド薬を投与していると,まずは認識能力への副作用がでてきます.学習や記憶障害がでてきます.更に,興奮,抑うつ,精神病,睡眠障害といった副作用がでてきます.クッシング症候群

というステロイドホルモン過剰産生が持続する病気では，解剖学的に脳の変化が起こり，精神疾患，認識能力異常，睡眠障害の頻度が増加するといわれています．ホルモン量を正常にもどしても，長期におよんだ変化はもとにはもどしにくいとの報告もあります．治療薬の副作用として，このような精神的な症状がでてくる場合には，迅速に投与を中止する必要があります．

Q59 ステロイドで白内障が起こることについて．

ステロイド薬は，白内障（posterior subcapsular cataract）を引き起こします．ステロイド薬の総投与量と関連するといわれています．白内障を起こす機序は十分に分かっていません．

Q60 ステロイド薬を用いていると緑内障になるといわれていますが．

眼はほかの臓器（心臓が収縮することを除けば）よりも内部の圧が高いのです．更にこの眼圧が上がると，眼に深刻な障害が起こります．急性にくると角膜が浮腫になり，視力が低下しますし，慢性にくると，視野が小さくなり視神経が萎縮してきます．いわゆる緑内障が起こるのです．

ステロイド薬それ自体が，慢性的に使っていると，眼

圧を上げてきます．これは点眼によっても起こるのです．眼圧の上がる程度は個人差があります．もしステロイド薬投与時に眼圧が上がっても，中止すれば回復しますが，数週間から数ヵ月かかるのが普通です．軽度の眼圧上昇は，普通の場合35％くらいにみられるといわれています．著明な上昇は，5％くらいでみられます．開放隅角緑内障がみられるのが普通です．家族性にこのような傾向がみられる場合もあります．ステロイド薬治療中の場合には定期的な眼圧の評価は必要です．

Q61 ステロイド治療中に，ほかに眼のことで注意することがありますか？

ステロイド薬治療が長期になると，眼の外側の部分が薄くなり，角膜融解が起こり穿孔することもあるので，危険です．

Q62 循環器系への影響は？

一般的に，ステロイド薬治療の継続では種々の副作用が知られています．基本的には，ステロイドホルモンの生理的な作用が過剰にでてくることから由来するものが多いのです．循環器系への影響としては，心臓をとりまく栄養血管，冠動脈の動脈硬化と狭心症が有名です．これらは，ステロイド薬治療の継続により，血清

コレステロール上昇,高血圧,耐糖能異常が持続した結果起こりうるのです.

ステロイド薬を服用すると食欲が亢進します.食事量が増えてくれば,脂質系の増加が起こってきます.体重増加,インスリン抵抗性,糖尿病の出現という状態が起こってきます.ステロイド薬の治療継続による血中 LDL 増加とコレステロール増加により,動脈硬化性心疾患が起こってきます.SLE という膠原病の患者さんで1年以上ステロイド薬治療を受けている場合には動脈硬化性変化が明らかであるとの報告もあります.

Q63 ステロイド薬と高血圧の出現についてはかならず起こりますか?

ステロイド薬治療によって起こってくる高血圧の頻度は,およそ20%といわれています.クッシング症候群のような場合には,80%の高頻度です.ステロイド量もプレドニゾン 20 mg/日以上の量を投与している場合に起こってくるともいわれています.更には,基礎の血圧,基礎疾患,現在服用している薬,食生活,遺伝的背景なども関与して起こってくる複雑な過程であろうと考えられています.

鉱質コルチコイド作用のあるステロイド薬を使う場合には,循環血液量増加やナトリウム貯留などがみられ,これらが高血圧につながっていきます.血管収縮,

血管抵抗亢進に種々の生体内の物質が関与しています．ステロイド薬はこの過程を亢進させて高血圧を起こしてくるのですが，投与される量と期間とかと高血圧発症との間には一定の規則性はないようです．

Q64 ステロイド薬により筋力が低下してきますか？

　ステロイド薬の過度の治療や長期治療をすると，骨格筋の萎縮，筋肉の蛋白合成速度の低下，分解速度の亢進がみられて，筋力低下が起こってきます．これらの過程は，心筋では稀です．しかし，膠原病でステロイド薬治療中の心筋には脂肪が増加するという所見もあり，これにより心筋の収縮力低下が起こると考えられています．

　ステロイド薬は，心筋の伝導に影響を与えるといわれています．大量のパルス治療中に不整脈が起こることも報告されています．

　ステロイド薬は，外傷の修復過程を遅らせるといわれています．心臓においては，たとえば，心筋梗塞後1ヵ月以内にはステロイド薬投与は避けるべきです．というのは，ステロイド薬が梗塞の領域を拡大したり，心筋の梗塞部の修復を遅らせたり，時には心室の壁が破れたりすることもあります．

Q65 ステロイド薬により骨粗しょう症になりやすいといわれていますが．

 ステロイド薬は，骨形成を低下させます．更に，腸管からのカルシウム吸収を低下させ，腎臓からのカルシウム排泄を増加させます．したがって，ステロイド薬治療では，常に，骨量が減少するという危険性があります．治療を始めて最初の数ヵ月で起こってくるといわれています．ステロイド薬は，骨折を起こす危険性を増加させます．特に，閉経後の女性では骨折の危険性が高まるといわれている骨密度よりも高い骨密度においても，骨折を引き起こすといわれています．

 実際に治療薬としてステロイドホルモンを6ヵ月投与すると，骨量は急速に最初の20％くらい低下するといわれています．したがって，6ヵ月以上の投与では，ほぼ30～50％の頻度で骨粗しょう症による骨折が起こるという報告があります．特に，閉経後の女性では，女性ホルモン低下による骨粗しょう症に加えての骨量低下が起こるので，骨折のリスクは高いです．

 ステロイド薬の量と投与期間とに関連してはいますが，もっと少ない量，たとえば，2.5～7.5 mg/日でも骨折が起こったという報告もあります．

 したがって，どの量の治療でも，3ヵ月以上治療をしている場合には，骨密度の評価，骨折の有無の評価が必

要です.

Q66 骨密度の測定や骨折の有無の評価について教えてください.

3ヵ月以上ステロイド薬治療をしている場合には,投与量の如何にかかわらず臨床的に骨折を起こしやすい危険因子があるかについて評価し,骨密度を骨盤か脊椎骨について測定し,血中の活性型ビタミンD(腸管からのカルシウム吸収を増加させる)を測定することが勧められます.骨折しやすい危険因子としては,高齢,過去に骨折したことがある,やせている(BMIが低値),よく転ぶ,喫煙,飲酒過剰などが挙げられます.

Q67 ステロイド薬による骨密度低下や,骨折の危険性のある場合には,骨粗しょう症の治療をすればよいのですか?

3ヵ月以上のステロイド薬治療中の場合には,量の如何にかかわらず,まず,カルシウムとビタミンDの補充が必要です.更に,骨密度が低下して骨粗しょう症がみられる場合には,特に,50歳以上の男性,閉経後の女性では,骨粗しょう症のための薬物治療が必要です.ビスホスホネートという薬剤が勧められます.週に1回,最近では月に1回の投与で骨密度を改善する薬物

があります.

Q68 皮膚への副作用について教えてください.

　コルチコステロイドをプレドニン®換算で5〜7.5mg/日を3〜4週間連用すると，皮膚への副作用が出現する可能性があります．基本的に生命に影響したりするようなものではありません．したがって，出現したからといってすぐに中止せねばならないというものではありません．しかし，美容的な観点からステロイド薬を飲むことをいやがり，他の薬剤に変更するという場合もあります．

　治療によって起こるクッシング様症候群では，満月様顔貌，水牛肩，中心性肥満がみられます．

　ステロイドホルモンによる代謝作用が副作用として出現してくるものとしては，皮膚萎縮，皮膚線状，毛細血管拡張，紫斑，肉芽形成の遅れ（傷が治りにくい）などがあります．

　ステロイド薬治療中の免疫抑制は，皮膚においても日和見感染症を引き起こしてきます．

　カンジダ感染，クリプトコッカス感染，アスペルギールス感染，単純ヘルペス，帯状疱疹，などがあります．免疫抑制により，皮膚の悪性疾患がでてくることもあります．カポジ肉芽腫，扁平上皮がんなどです．

　感染症のリスクは，神経疾患では特に高いといわれ

第4章 ステロイド薬の副作用について

ています.一般に,ステロイド薬治療中には,そうでない場合と比較して感染症のリスクは2倍に高まるとされています.

にきびは,ステロイド治療中の皮膚の副作用としてはよくみられますが,重篤なものではありません.治療量に比例するともいわれています.

脱毛は治療後2～3ヵ月で起こってきますが,はげてしまうことはまずありません.

多毛症も治療後数ヵ月で起こってきますが,にきびと並行してみられることが多いです.

ステロイド薬だけでなく,シクロスポリンでも多毛症は起こってきますので,併用治療の場合には,頻度が高い可能性もあります.

ステロイド薬自身に対する過敏反応は稀です.もしあるとすると,錠剤を作る時の賦形剤の成分などに対するアレルギーが起こることはあります.

稀ではありますが,色素異常,色素沈着や色素脱出などがみられます.

ステロイド薬による体液貯留傾向が,副作用として浮腫の形で現われることがあります.

Q69 ステロイド薬投与中に帯状疱疹がでてきた場合には,ステロイド薬治療は継続してよいのですか?

帯状疱疹は,顔,体幹部が多いのですが,上肢下肢にもでることがあります.ステロイド薬を可能であれば減量していくことが必要です.特に,目では,角膜潰瘍が起こり,失明にもつながる恐れがあるので,迅速にステロイド薬を中止しなければなりません.

帯状疱疹に対しては,抗ウイルス薬のバルトレックス®を経口投与します.

Q70 血液検査にみられるステロイド薬治療の影響と,副作用に関連して考えるべき点を教えてください.

臨床検査の成績に最もよく現われているのは,ステロイド薬治療中に白血球の増加と好中球の増加がみられることです.これは,ステロイド薬を投与して4〜6時間後にはみられるようです.血管内皮細胞への好中球の接着を弱めるとか,好中球の寿命を長くするとかいわれていますが,詳しい機序は分かっていません.

好中球の貪食機能や,細菌を殺す作用などは,ステロイド薬投与で抑制されます.

第4章 ステロイド薬の副作用について

　このような状況を考えますと,臨床的に,ステロイド薬治療を要する疾患,自己免疫,血液疾患,悪性疾患などで,治療中の感染症のリスクを常に考慮する必要があることが分かります.減量や,隔日投与などで,対応するわけですが,こうすることで,投与のない日には感染の機会が減るとの報告もあるようです.

　治療中には,少なくとも,白血球数,好中球数,リンパ球数の変化を評価して,これらの変化が基礎の病気によるものか,治療効果なのか,感染の存在なのかを鑑別することが重要です.

Q71 ステロイド薬治療中に起こる日和見肺炎について教えてください. 普通の肺炎と違いますか？

　肺炎という名前に含まれているものには,幅があります.日常生活を普通にしている人に起こってくる細菌性肺炎を市中肺炎と呼んでいます.これは,主に肺炎球菌,マイコプラズマなどによって起こります.肺胞の中で好中球と菌とが戦います.抗生物質がよく効果を発揮して,肺炎は治癒して肺胞構造には傷痕は基本的に残りません.肺炎の中には,慢性に病気をもっている場合に,あるいはステロイド薬治療中で感染抵抗力が低下している場合には,特殊な微生物による肺炎が起こってきます.通常は,肺や気管支に潜んでいて

表8 日和見感染症

病名	病原体
・結核	： 結核菌
・非結核性抗酸菌症	： 非結核性抗酸菌
・ニューモシスチス肺炎	： ニューモシスチスジロベッテイ
・アスペルギールス感染症	： アスペルギールスフミガートス
・帯状疱疹	： 帯状ヘルペス
・サイトメガロウイルス感染症	： サイトメガロウイルス

力を盛り返すものが多く,日和見感染といわれます.

結核菌,非結核性抗酸菌,ニューモシスチスジロベッテイ,アスペルギールス,帯状疱疹ウイルス,サイトメガロウイルス,などが日和見感染による肺炎を引き起こしてきます(表8).いずれも,病気の重症度や治療による免疫力低下を背景に起こってきますので,治癒率が低い場合が多くなります.しかし,ニューモシスチス肺炎では,治療に,バクタ®(ST合剤:トリメトプリム・スルファメトキサゾール)という抗菌薬とともに,炎症の拡大を抑制するためにステロイド薬を併用します.特異的な菌により起こってくる炎症から,二次的に拡大する炎症が肺炎としての勢いを強めることが多いので,ステロイド薬の抗炎症作用をうまく活用しています.

第4章 ステロイド薬の副作用について

Q72 ニューモシスチス肺炎は，後天性免疫不全，AIDS患者でよくかかる病気と聞いていますが，ステロイド薬投与中の患者にも起こるのですか？

ニューモシスチス肺炎の原因は，ニューモシスチスジロベッテイというかび（真菌）の一種です．これは人の体にひそんでいて，免疫力が正常な場合には，勢いを盛り返さないのですが，免疫不全がある時には，勢いをつけて，増殖して，特殊な肺炎を引き起こします．ステロイド薬投与中も，免疫不全（Tリンパ球の数やは働きの抑制）が起こりうるので，ニューモシスチス肺炎が起こることがあります．この肺炎は，日和見肺炎に属するものです．胸部写真上は，左右に濃い影やすりガラス様の影が出現してきて（図8），発熱や息苦しさがでてきます．気管支肺胞洗浄によって得られた液中や誘発喀痰という方法で採取した痰の中に，この微生物を検出することができるために，診断は迅速に行うことができます（図9）．診断と同時に治療が必要です．放置すると致死的になりかねない肺炎です．抗菌薬の1つであるバクタ®という薬物を投与し，同時にステロイド薬も併用します．

バクタ®が副作用のために使えない場合には，ペンタミジンという注射剤を使うことがあります．

図8 ニューモシスチス肺炎の画像

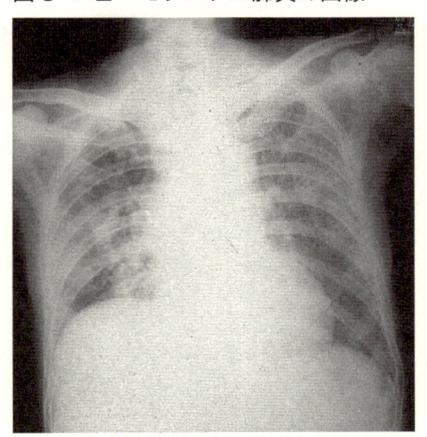

白血病の治療中に,発熱,息切れ,咳が出現し,気管支肺胞洗浄にてニューモシスチスジロベッテイを検出.

図9 ニューモシスチス肺炎:グロコット染色

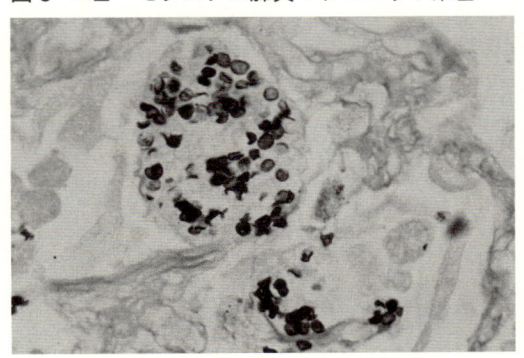

気管支肺生検組織のグロコット染色で,肺胞内にニューモシスチスジロベッテイの菌体を検出.

第4章　ステロイド薬の副作用について

● サイドメモ

＜副作用については，患者さんが自分の日常生活の中で十分に観察しよう＞

　治療で筋力低下がきつくなり，座っているのも辛いと訴える患者さんもあります．筋力低下は，下肢だけに注意しているのではなく，腹筋，背筋，呼吸筋などにも気を配ってください．タンパク質の十分な摂取も心がけてください．血清タンパク，蛋白分画，クレアチニンホスホキナーゼ，アルドラーゼなども時折，評価してもらいましょう．医師が，いつまでもステロイド薬の量を変えない場合には，病気の性質上必要な場合もありますが，副作用を考慮して減量は常に考えておくべきことですので，遠慮せずに，医師に，このステロイド量はいつまで必要なのか，自分では，最近，こういう症状が気になるがと，筋力低下や，ステロイド薬による副作用の可能性などは，毎回，伝えておく必要があります．病気の勢いに関連する症状，副作用に関連する症状，時間経過での観察を，ステロイド薬を飲んでいる場合には，宿題と思って記録してください．

第5章

臓器別ステロイド薬治療

第 5 章

臓器別ステロイド薬治療

　ステロイド薬は，多様な病気や状態で臨床的に治療薬として使われています．それぞれの病気の説明と詳しい使い方は，それぞれのガイドラインや医学書を参照ください．この本では，著者の臨床経験のある領域については，少し詳しく説明しますが，他分野の病気については，基本的な説明と治療方針についてのみ説明します．

Q73 脳や脊髄の病気にステロイド薬は使われていますか？

　脳脊髄の病気には多くの種類があり，難病が含まれています．一般的に，浮腫を軽減するために対症療法としてステロイド薬を用いるという場合もあります．特殊な病気で，ステロイド薬を治療薬として用いるものとしては，ギラン・バレー症候群，慢性炎症性脱髄性多発ニューロパチー，重症筋無力症，多発性硬化症などがあります．

ギラン・バレー症候群，慢性炎症性脱髄性多発ニューロパチーは，四肢筋力低下と腱反射消失を主な特徴とする自己免疫性末梢神経疾患です．ギラン・バレー症候群は急性に発症することが多いですが，慢性炎症性脱髄性多発ニューロパチーは症状がピークに達するまでに2ヵ月以上の経過がみられることが特徴です．ギラン・バレー症候群は，基本的に免疫グロブリン大量静脈注射とメチルプレドニゾロンパルス療法の併用治療を行います．慢性炎症性脱髄性多発ニューロパチーは，まず免疫グロブリン大量静脈注射をして治療効果を評価し，更にこの時点でステロイド薬投与を開始するという方法がとられています．

　重症筋無力症は，骨格筋アセチルコリン受容体に対する自己抗体により発症する自己免疫疾患です．筋肉が疲れやすく，筋力低下，脱力がみられます．眼筋型と全身型とがありますが，ステロイド薬は，主に全身型に対して投与されます．ステロイド薬が投与される場合には，長期になることが多いために，副作用への配慮が必要です．特にステロイド薬による筋力低下と，病気自身による筋力低下との鑑別をきちんとすることは重要です．本来，若年に多い病気でしたが，最近は高齢発症も増えていますので，治療効果と副作用の評価は同じ比重で重要となり，病気の経過を左右してきます．

　多発性硬化症は，非炎症性の脱髄疾患です．時間的にも，空間的にも多発するという特徴があります．自

己免疫疾患として理解されています．急性増悪とそれに続く再発を繰り返す型，発症から進行性に進む型，再発寛解を繰り返す中で進行していく型などがあります．急性増悪の時期には，高用量メチルプレドニンパルス療法が必要です．パルス療法のあとには，経口的にプレドニン®を投与して漸減していく方法がとられることが多いですが，長期投与は避けた方がいいです．再発予防のために，低用量のプレドニン®単独か，免疫抑制薬との併用療法が継続されます．したがって，ステロイド薬の副作用には常に留意することが必要です．

Q74 耳鼻科の扱う病気でステロイド薬がよく使われる病気と，その治療について．

ステロイド薬の治療範囲は，耳鼻科領域では極めて幅広いです．

アレルギー性鼻炎，花粉症，突発性難聴，嗅覚障害，好酸球性副鼻腔炎，好酸球性中耳炎，急性喉頭蓋炎，咽頭浮腫，顔面神経麻痺などが含まれています．

アレルギー性鼻炎や花粉症は，吸入性抗原により起こされ，それぞれの吸入抗原に対して体内で特異的IgE抗体が作られ，これが，抗原抗体反応という免疫反応を過剰に引き起こして，鼻粘膜に炎症性物質がたくさん放出されて，くしゃみ，水様性鼻汁，鼻粘膜の腫れなどが不快な症状として起こってくるのです．ステ

ロイドは抗炎症作用を発揮します．症状が軽い場合には，抗ヒスタミン薬，種々の抗アレルギー薬が使われます．鼻噴霧用のステロイド薬は，これらの薬剤で効果が不十分な場合に，早期から積極的に使われています．

経口ステロイド薬は，アレルギー性鼻炎では短期治療にとどめるのが普通です．

突発性難聴は，原因不明の感音性難聴です．厚生労働省では特定疾患として指定しています．ウイルス感染や循環障害などが発症の原因と考えられていますが確定はしていません．一般的には，ステロイド薬の早期投与が推奨されています．どのステロイド薬がよいかとの確定した成績はありません．全身投与されたステロイド薬が内耳に効率よく到達するかについては限界がある可能性もいわれています．鼓室内投与という特殊な投与方法もあるようです．

顔面神経麻痺は，ステロイド薬が治療効果を示す疾患です．サルコイドーシスにより起こる場合などでは，急速に発症することもあり，ステロイドパルス治療で予後良好に改善する場合の方が多いです．

Q75 眼の病気にステロイド薬を用いる場合について教えてください．

ほかの臓器と同じように，眼の病気に対してもステロイド薬は，炎症反応を制御し，外来性あるいは体の中

にある抗原によってしかけられる炎症反応,免疫反応を抑制します.しかし,眼は特殊な構造をしているために,炎症反応の程度が軽くても,予想以上に視力や視野などの眼の働きをそこなってしまうことがあります.外来性の刺激で眼に炎症が起こるとヒスタミンなどが遊離されて眼がかゆくなったり赤くなったりして不快感が大きくでますので,ステロイド薬は治療薬としてこれらのアレルギー反応を抑えるために有用です.

Q76 循環器の病気ではステロイド薬はどのように使われていますか?

　心臓や血管系へのステロイド薬を使う必要は,実は少ないのです.いかなる心臓の病気についても,きちんとした科学的な治療効果の確認はできていません.しかし,血管炎系統の場合には効果があります.一般には,心臓疾患では,根治的な治療薬ではないですが,支持療法として使うことはしばしばあります.自覚症状の改善と抗炎症効果がみられます.

　心筋疾患は,心臓の筋肉組織や刺激伝導系に炎症が起こるもので,比較的稀な病気です.無症状の場合もありますし,胸痛,不整脈,心不全まで様々あります.ウイルスにより引き起こされることが多いのですが,一般に慢性経過の自己免疫疾患とも考えられていますので,ステロイド薬や免疫抑制薬が治療薬となりうるも

のです.背景の病気が,リウマチ性疾患,サルコイドーシス,ライム病(Lyme),好酸球性疾患などがあります.自然に治ることもあり,治療効果の評価には注意が必要です.生存率や合併症の頻度へのステロイド薬治療の効果は認められていません.

Q77 呼吸器系の病気でステロイド薬治療効果を示すものにはどのようなものがありますか?

炎症性,あるいは免疫が亢進している,あるいは免疫異常などに,ステロイド薬は効果を示す可能性があります.気管支喘息,サルコイドーシス,膠原病性間質性肺炎,器質化肺炎,過敏性肺臓炎,特発性間質性肺炎の一部,血管炎,リンパ腫などです.タバコが主な原因のCOPD(慢性閉塞性呼吸器疾患:肺気腫と慢性気管支炎)の一部では,気管支の過敏性を示す場合もあるために,ステロイド薬吸入や経口投与をすることもあります.

Q78 呼吸器系の病気でステロイド薬を使ってはいけないものがありますか?

稀な病気ですが,肺胞の中に肺胞上皮細胞から産生される界面活性剤サーファクタント(肺胞がつぶれな

いようにして空気との接触面積を大きくしている）が過剰に存在してしまうために，息苦しくなったり，咳がでたりする肺胞蛋白症という病気には，ステロイド薬を投与してはいけません．微生物が原因で起こる感染症では，ステロイド薬を漫然と投与すると，既に説明しましたが，感染に対する抵抗力を低下させるために，基本的には使ってはいけません．しかし，微生物により起こってきた呼吸器の炎症が強い場合に，二次的に炎症が拡大することを防ぐために，短期間，ステロイド薬を使う場合もあります．結核性胸膜炎，ニューモシスチス肺炎などの治療です．

慢性型の間質性肺炎の中でも特発性肺線維症という病気では，ステロイド薬が効果を示すような炎症ではないために，使うべきではないと理解されています．しかし，病気が進んで，息切れや咳や倦怠感などに対して，対症療法として，少量のステロイド薬を使うことはあります．もちろん，これによる日和見感染への注意は十二分にしておく必要があります．

Q79 気管支喘息はステロイド薬治療が有効な病気ですか？

気管支喘息は，喘鳴，咳，胸部緊満感などが反復して起こるという臨床症状を呈する病気です．これは，気管支の径が可逆的に狭まったりすることと，気管支の

過敏性亢進とから由来する症状で，気管支喘息の特徴です．過敏性が高いほど，症状はきつくなります．気管支の組織を調べますと，慢性的に気管支に炎症反応がみられます．すなわち，リンパ球，好酸球，マスト細胞，好中球などが浸潤しており，気管支の上皮細胞も剥離していることもあります．基本的に急性に喘息発作が起こるが，適正な治療でもとにもどすことができることが特徴ですが，一部の喘息では，慢性に炎症が持続して，気管支の上皮細胞の下の基底膜や平滑筋が肥厚し，粘膜下腺過形成もみられてきます．こういう変化は不可逆的に残っていきますので，気管支の構造に不可逆的な変化が起こることを，リモデリングと呼んで，喘息の難治化の大きな問題となっています．しかし，普通の喘息では，気管支の炎症反応は，ステロイド薬の吸入療法で十分に治療ができるのです．

Q80 気管支喘息の治療の中で，ステロイド薬治療の位置づけを教えてください．

気管支喘息を治療管理していくための大きなポイントとしては，1）症状や肺機能を継続して観察していくこと，2）喘息について患者教育を徹底すること，3）喘息を悪化させる引き金となる因子を制御し，最後に，4）薬物治療を考慮するということになります．ステロイド薬治療の目標は，症状を改善させ，日常生活の

第5章 臓器別ステロイド薬治療

表9 気管支喘息重症度（治療前）

重症度		軽症間欠型	軽症持続型	中等症持続型	重症持続型
喘息症状	頻度	週1回未満	週1回以上，毎日ではない	毎日	毎日
	強度	症状軽度で短い	月1回以上日常生活，睡眠に支障	週1回以上日常生活，睡眠に支障　短時間作用型吸入β₂刺激薬の頓用（毎日）	日常生活に制限　治療中でも悪化　頻度多い
肺機能	夜間症状	月に2回未満	月2回以上	週1回以上	
	%FEV₁ %PEF	80%以上	80%以上	60%以上80%未満	60%未満
	変動	20%未満	20～30	30%以上	30%以上

%FEV₁：(FEV₁測定値/FEV₁予測値)×100 %PEF：(PEF測定値/PEF予測値又は自己最良値)×100
FEV₁：一秒量 PEF：ピークフロー（努力性最大呼吸気流量）

（日本アレルギー学会喘息予防・管理ガイドライン2009）

表 10 治療管理の評価

	コントロール良好	コントロール不十分	コントロール不良
喘息症状（日中，夜間）	なし	週1回以上	コントロール不十分の項目が3つ以上
発作時の薬物使用	なし	週1回以上	
日常活動制限	なし	あり	
呼吸機能：FEV₁, PEF	正常範囲以内	予測値あるいは自己ベストの80%未満	
PEFの日（週）内変動	20%未満	20%以上	
悪化	なし	年に1回以上	月に1回以上

（日本アレルギー学会喘息予防・管理ガイドライン2009）

QOLを維持し，入院や肺機能の悪化を最小にすること，そして，薬物による副作用を最小にしながら持続投与するということです．一般的には，喘息の重症度にあわせて，ステロイド吸入薬および気管支拡張薬（β刺激薬）を，量，種類と数，吸入頻度をステップアップしていきます．毎回，診察のたびに，重症度を評価し，治療効果を評価して，更にステップアップするか，ステップダウンするかを考えていきます．表9, 10に，喘息重症度の分類と，治療管理評価方法について示しました．

Q81 ステロイド薬吸入療法に用いるステロイド薬について教えてください．

表11に現在利用可能な吸入ステロイド薬と吸入補助器具を示しました．

表11 吸入ステロイド薬の種類と吸入補助器具

	加圧噴霧式定量吸入器	ドライパウダー吸入器
BDP（ベクロメタゾンプロピオン酸エステル）	キュバール	
FP（フルチカゾンプロピオン酸エステル）	フルタイドエアー	フルタイドディスカス フルタイドディスクヘラー
SM（サルメテロールキシナホ酸塩）との配合剤	アドエア50エアー	アドエアディスカス
BUD（ブデソニド）		パルミコートタービュヘイラー
FM（ホルモテロールフマル酸塩水和物）との配合剤		シムビコートタービュヘイラー
CIC（シクレソニド）	オルベスコ	
MF（モメタゾンフランカルボン酸エステル）		アズマネックスツイストヘラー

(日本アレルギー学会喘息ガイドライン専門部会監修、喘息予防・管理ガイドライン2009)

第5章 臓器別ステロイド薬治療

Q82 ステロイド薬吸入療法により副作用はでますか？

　ステロイド薬吸入療法では，やはりステロイド薬を吸入するので，局所的に，口腔内，咽頭，喉頭，気管，気管支に薬物は影響を与えます．吸入量が微量ですから，血液中に移行する割合は少ないのですが，全くないわけではありません．

　一番，多くみられる副作用としては，吸入療法を継続していると，声がしわがれてくることです．吸入直後にうがいを必ず十二分にする必要があります．うがいをしていても仕方が不十分だと，しわがれ声が起こってくることもあります．過敏な人や，咳が強くでやすい場合には，吸入による刺激で最初は咳がかえって悪化するようにいわれることもありますが，これは，吸入の方法をスペーサーという器具を使って行うなど工夫すれば，改善されて，本来の治療効果がでてくるはずです．

　継続して吸入療法をしていると，血中への移行により，経口の場合と同じような副作用がでてくることもありますが，頻度は少ないです．骨密度が下がることがありますので，吸入療法が長期におよぶ時には，骨密度の評価は必要です．

Q83 間質性肺炎のステロイド薬治療について教えてください.

間質性肺炎とは,肺の働きでも一番重要なガス交換(酸素を血中に取り込み,炭酸ガスを排出する)の場所である,肺胞の壁(間質)(図10)が線維化するために障害されていく病気です.急性に起こる場合と亜急性,慢性の経過で起こる場合と,間質性肺炎の中にはいくつかの種類があります.肺胞が完全に虚脱(つぶされて)して,ガス交換の単位がなくなってしまうようなもとにもどらない線維化が起こるような間質性肺炎では,ステロイド薬を投与しても効果は基本的にありません.一方,リンパ球,単球が肺胞間質に増加してくるタイプの間質性肺炎では,ステロイド薬投与により,抗炎症効果,免疫抑制効果で細胞浸潤を抑制して症状や肺機能の改善効果がみられる場合があります.

どのタイプの間質性肺炎であるかの鑑別診断が治療方針決定に重要です(表12).これには,高分解能CT,肺機能,血液のマーカー(SPD,KL6など),膠原病の有無などを評価して鑑別を臨床的にしていきますが,場合によっては外科的肺生検という方法で肺の組織をとってきて病理組織的な診断が必要となることもあります.

ステロイド薬治療の対象となりうる間質性肺炎とし

第 5 章 臓器別ステロイド薬治療

図10 肺胞構造

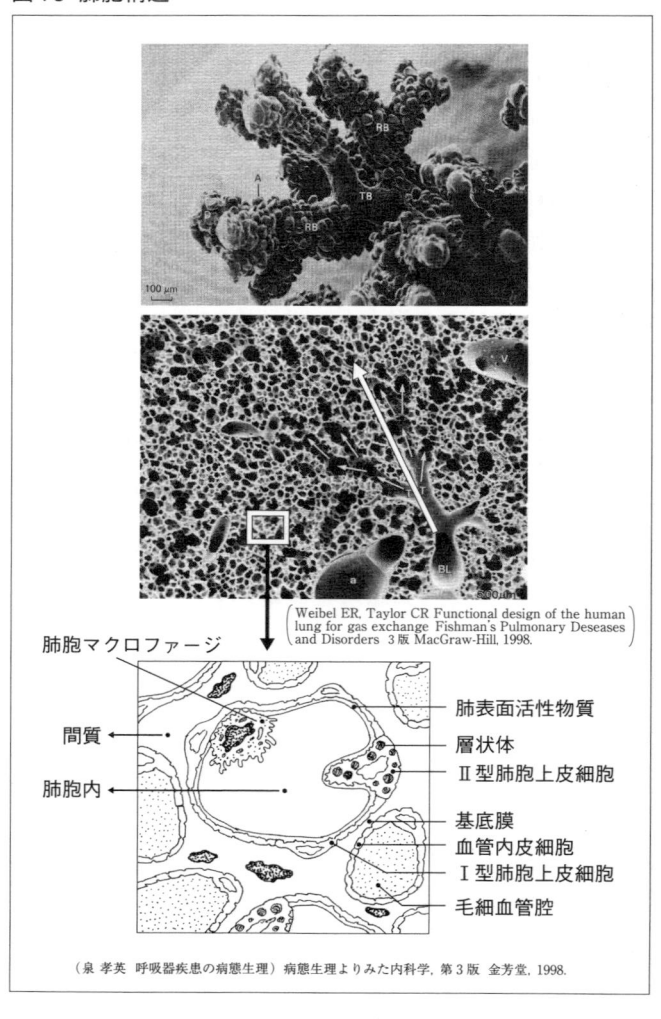

(Weibel ER, Taylor CR Functional design of the human lung for gas exchange Fishman's Pulmonary Deseases and Disorders 3版 MacGraw-Hill, 1998.)

肺胞マクロファージ

間質

肺胞内

肺表面活性物質
層状体
Ⅱ型肺胞上皮細胞
基底膜
血管内皮細胞
Ⅰ型肺胞上皮細胞
毛細血管腔

(泉 孝英 呼吸器疾患の病態生理) 病態生理よりみた内科学, 第3版 金芳堂, 1998.

表12 間質性肺炎の分類

急性型間質性肺炎	急性型間質性肺炎	ステロイドが効きにくい
亜急性型間質性肺炎	非特異的間質性肺炎 器質化肺炎	ステロイドに基本的によく反応する
慢性型間質性肺炎	非特異的間質性肺炎	一部には反応するが、最終的に効果がみられないこともある
	剥離型間質性肺炎	禁煙で一部改善する／ステロイドには一部反応
	特発性肺線維症	基本的にステロイドは効果がない

(長井，間質性肺疾患の外来診療 医学書院 2011 より改変)

ては，亜急性型としては細胞型非特異的間質性肺炎，器質化肺炎，慢性型としては線維化型非特異的間質性肺炎，リンパ球性間質性肺炎，などがあります．経口ステロイド薬を標準量（プレドニン®換算で体重1kg当たり 0.5～1.0 mg）を4週間投与後，漸減していく方法が一般的ですが，これは，急性や亜急性に咳や息切れが現われてきた間質性肺炎や器質化肺炎に対して行われることが多いです．急性で症状を抑える必要がある場合には，パルス治療といって，メチルプレドニゾロンを 0.5～1.0 g 点滴する治療が必要であり，有効である場合があります．

Q84 ステロイド薬が効かない間質性肺炎があるということですが,どのようなことでしょうか?

　間質性肺炎は,肺胞間質の線維化により,咳や息切れがでて,肺の容量も減ってくる病気ですが,肺胞間質の線維化の状態によっては,ステロイド薬が効くものと,効かないものとがあります.特発性肺線維症という原因不明の間質性肺炎では,病理組織的に,UIP型(通常型間質性肺炎型)を示す場合には,炎症細胞浸潤が少なく,既に肺胞を虚脱させて不可逆的に変化を示している線維化と,その線維化を促進させる幼弱な線維芽細胞の増殖がみられます.このような場合には,ステロイド薬治療による効果はほとんどないとされています.ステロイド薬を投与継続していると,副作用の方が問題となってくる場合があります.しかし,特発性肺線維症でも,進行して息切れや咳がきつく,日常生活の量と質が低下している場合には,対症療法として,ステロイド薬を少量投与する場合もあります.更に,ステロイド薬では効かない間質性肺炎の場合,息切れが増強している場合には,肺高血圧という状態が起こっている場合もあります.このような状況では,ステロイド薬を増やしても治療効果はありませんので,肺血管拡張薬や利尿剤,酸素療法などを考える必要があります(図11).

第5章 臓器別ステロイド薬治療

図11 特発性肺線維症の治療と肺高血圧

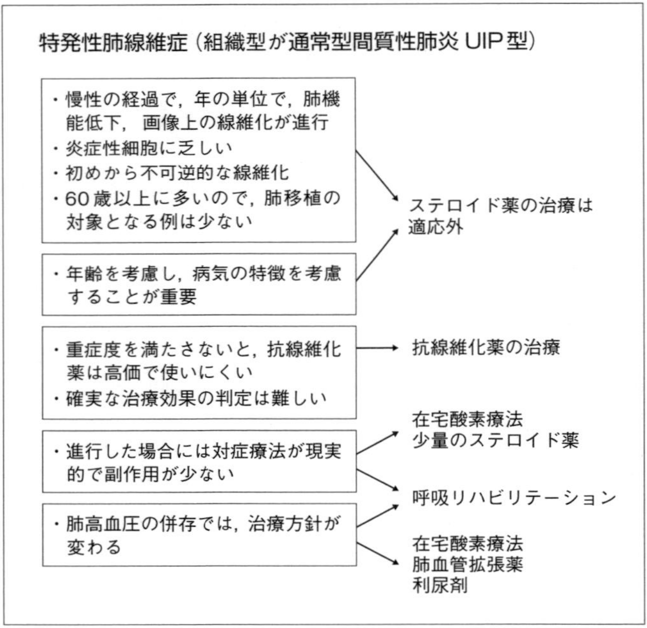

特発性肺線維症（組織型が通常型間質性肺炎 UIP型）

- ・慢性の経過で，年の単位で，肺機能低下，画像上の線維化が進行
- ・炎症性細胞に乏しい
- ・初めから不可逆的な線維化
- ・60歳以上に多いので，肺移植の対象となる例は少ない

→ ステロイド薬の治療は適応外

- ・年齢を考慮し，病気の特徴を考慮することが重要

- ・重症度を満たさないと，抗線維化薬は高価で使いにくい
- ・確実な治療効果の判定は難しい

→ 抗線維化薬の治療

- ・進行した場合には対症療法が現実的で副作用が少ない

在宅酸素療法
少量のステロイド薬

→ 呼吸リハビリテーション

- ・肺高血圧の併存では，治療方針が変わる

在宅酸素療法
肺血管拡張薬
利尿剤

Q85 サルコイドーシスは全身に起こる病気ですが,ステロイド薬治療はどのように考えられていますか?

サルコイドーシスは原因不明の全身性の病気です.我が国では,皮膚の常在菌であるプロピオニバクテリウムアクネスという細菌が抗原物質として検討されましたが,確定的ではありません.結核菌,ウイルスなども確定的ではありません.原因不明の抗原という蛋白物質が,免疫反応を亢進させて,Tリンパ球が活性化し,単球,マクロファージが,類上皮細胞という特殊な細胞に分化して,これらの細胞の集合体として肉芽腫という細胞の塊ができます(図12).この塊は自然に治癒する力をもっている場合と,そのあと極めて固い線維化を起こして臓器の働きがそこなわれてしまう場合とがあります.肉芽腫形成過程に免疫反応が関与しているので,ステロイドの免疫抑制効果を期待して治療すれば,きれいに治るという考えは,一部正しいのですが,全く反応せずに難治化する場合もあるのが大きな問題です.また,ステロイド薬治療は継続して長期に及ぶことが多いために,副作用の発現が無視できないということです.ステロイド薬治療をサルコイドーシスに行う場合には,それぞれの経過の予測にもとづいて,判断することが必要となります.臨床経験のある専門医が必

図 12 サルコイドーシスの病変形成

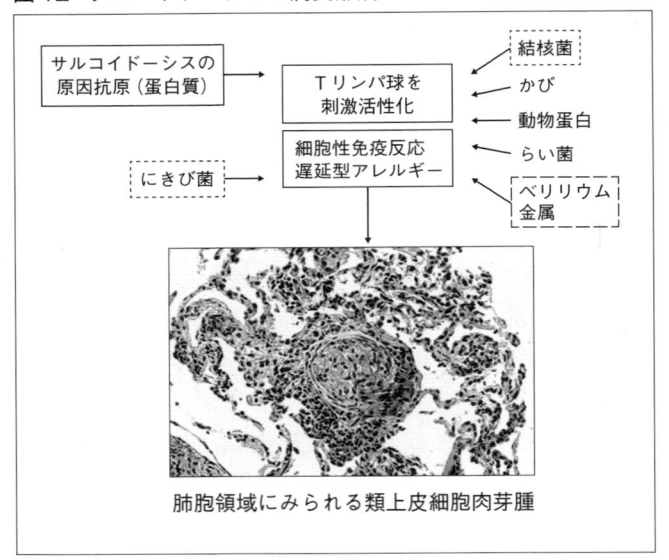

```
サルコイドーシスの                              ← 結核菌
原因抗原（蛋白質） →  Tリンパ球を              ← かび
                     刺激活性化                ← 動物蛋白
                         ↓                    ← らい菌
                     細胞性免疫反応
にきび菌          →  遅延型アレルギー          ← ベリリウム
                                                 金属
```

肺胞領域にみられる類上皮細胞肉芽腫

要とされる病気の1つでしょう．

Q86 サルコイドーシスでステロイド薬治療が必要な場合について教えてください．

　サルコイドーシスは基本的に全身のあちこちに病気が現われる可能性がありますが，一部は自然に治ります．安定に経過するものが多い特徴もあります．しかし，視力低下や目の前が霧のようにぼけてくると日常生活に支障がでますので，点眼薬，場合によっては経口ステ

ロイド薬による治療が必要となります.

　リンパ節が腫れて血管や気管支を圧迫して咳,息切れなどの症状がでる場合には,治療が必要です.

　心臓の筋肉に病変がでてきますと,不整脈やブロックという異常がでてきます.基本的には治療が必要となります.特に,脈が遅くなって失神したりする,生命にも関わる完全房室ブロックという状態が起こり,ペースメーカーを装着しないと生命が維持できない場合もあります.ペースメーカーは心臓を動かしてくれるだけで,心臓の筋肉に起こる病変を抑えてくれるわけではないので,ステロイド薬を中心とした維持療法が必要です.

　中枢神経の中でも視床下部下垂体というところに病変ができますと尿崩症(尿がやたらとでる)や倦怠感,無月経,性欲低下,うつ状態などの症状がでてきて日常生活に支障がでますので治療が必要です.

　顔面神経麻痺,発熱,筋肉痛,全身倦怠感,骨折,筋肉のしこりによる歩行障害などがでてくる場合に治療が必要です.肺の病変で咳や息切れがでている場合にも治療が必要です.皮膚病変が激しい場合なども治療の対象となります.

第5章　臓器別ステロイド薬治療

● サイドメモ

＜生物製剤はサルコイドーシスの治療薬に
なりうるか？＞

　私たちの中央診療所サルコイドーシス外来では，3名の患者さんで，生物製剤の効果を実感しています．50代男性は，視力低下のために仕事が周期的に2〜4週間できないという状態で，メトトレキサート6mg/週とプレドニン®錠5mg/日で経過をみてきましたが，軽度の改善だけでした．これにエンブレル®50mg/週という生物製剤を加えて経過をみていますと，半年くらいで，視力低下の程度が軽く，その期間も短縮して，仕事を休む日が数日ですむようになりました．さらに，2年経過しますと，仕事を休むことはなくなり，悪化の程度は更に改善されてきました．特別な副作用は出ませんでした．10代の男性は，ほとんど視力がなく，さらに悪化傾向が出てきたため，ステロイド薬はなるべく飲みたくないという希望も強かったために，メトトレキサート6mg/週とエンブレル®50mg/週で経過をみました．半年くらいすると，いつもは，大変元気がない状態での受診が多かったのですが，明るい声で，少し見えます．ありがたいです．という返答がありました．40代の女性は，微熱，リンパ節腫脹，倦怠感という症状が，プレドニン®5mg/日，メトトレキサート6mg/週，エンブレル®50mg/週の併用治療を開始して1年以上になりますが，微熱の頻度，倦怠感が減り，リンパ節腫脹の程度が軽くなってきています．

　もちろん，サルコイドーシスには，自然に治っていく

力があるのですが,このような組み合わせの病気の型に対しては,自然寛解は極めて稀ですので,生物製剤併用の効果を考えてもいいのではないかと考えています.

Q87 サルコイドーシスではステロイド薬治療の量と期間はどのようにして決められていますか?

前の質問で書きましたように,治療が必要な場合,基本的には,眼の点眼治療を除けば,標準的な初回治療には,プレドニン®で体重 kg 当たり 0.5 mg (30〜40 mg/日) を 4 週間から 6 週間治療します.そして,効果がみられる場合にも,みられない場合にも,減量に入り,副作用の出現を減らすようにしていきます.減量速度は,20 mg/日までは,2.5 mg を 1〜2 週間ごとに減量して,20 mg 以下は,できれば 1 mg ずつ 2 週間から 4 週間ごとにゆっくりと減量していくと,経験上,減量中の離脱症状の出現や再発を防止しやすい印象があります.ステロイド薬治療導入した場合には,導入例の 40% に再発が起こるという報告もありますので,ゆっくりと減量することや,ステロイド節約作用のある他の薬剤と併用しながら減らすことがコツではないかと考えています.

第5章 臓器別ステロイド薬治療

> Q88 サルコイドーシスのステロイド薬治療と，メトトレキサート治療の併用がいわれていますが，教えてください．

　ステロイド薬標準量での治療ではけっこう長い期間，ステロイド薬を服用することになりますので，副作用の出現が気になります．しかし，きちんと治療することも重要ですので，ステロイド薬の治療効果を最大にして副作用を最小にすることが常に目標となります．

　副腎皮質機能抑制を少しでも軽くするためには，ステロイド薬の量をなるべく少なくしておきたいところです．ステロイド薬を減らしても，一定の治療効果を維持できるためには，ステロイド節約作用をもっている薬剤と併用することがよい方法です．サルコイドーシスの治療では，免疫抑制薬の1つであるメトトレキサートを少量，週に1回投与するという方法で，ステロイド薬量を少なくできることが，欧米で報告されてきました．既に，ガイドラインも出されています．日本ではまだ，この薬はサルコイドーシスの治療薬として医療保険上は認可されていないのですが，実際に治療をしてみますと，治療効果もあるし，ステロイド薬の量も減らせるし，長期に投与しても副作用も少ないことが分かってきました．現在，厚生労働省に，サルコイドーシスの治療薬として認可してもらうように要望中です．

私ども中央診療所のサルコイドーシス外来では，プレドニン®少量（5〜10 mg/日）とメトトレキサート6 mg/週の併用治療を300名くらいの患者さんに実施してきました．

　単独で投与しても，年単位で，ループスペルニオという皮膚の難治性病変が改善したことや，ほかの皮膚病変の改善，肺野の病変が改善して咳や息切れや肺機能上の改善，心臓病変の改善と安定化を経験しています．特に，心臓病変では，併用治療は，ステロイド薬単独治療に比べると，治療開始後から3年目，5年目の心臓の働きが明らかに安定化，改善していることを報告することができました（表13, 14, 図13）．

　最近では，国際サルコイドーシス学会が中心となってメトトレキサートの治療についての指針を出しています．もちろん，きちんと副作用を検討しながらですが，この薬剤がサルコイドーシス治療に使えることが認可されてきています．

表13 サルコイドーシスの心病変：併用治療による心機能の安定化

症例数	ステロイド薬単独 7	併用治療 10	p-値
0*	52.3± 6.07**	49.7± 6.9	0.463
1	49.9±19.4	58.1±15.5	0.435
3	44.5±13.8	60.7±14.3	0.040
5	45.7±15.5	53.6±13.3	0.350

少量ステロイド薬とメトトレキサート併用治療により，心臓の拍出機能は安定化する

* 治療からの年数
** 心臓超音波法による駆出率（％）：平均値 ± 標準偏差

(Nagai S, et al : Internal Med. 2013)

表14 胸部単純写真上の心胸郭比を指標とした併用治療とステロイド薬単独治療との比較

症例数	ステロイド薬単独 7	併用治療 10	p-値
0*	0.523±0.04**	0.518±0.04	0.838
1	0.531±0.05	0.497±0.05	0.116
3	0.569±0.04	0.497±0.06	0.006
5	0.601±0.01	0.493±0.06	0.004

* 治療からの年数
** 心胸郭比 平均値 ± 標準偏差

(Nagai S, et al : Internal Med. 2013)

図13 サルコイドーシスの心病変：胸部写真上の心陰影拡大は，併用治療で安定化

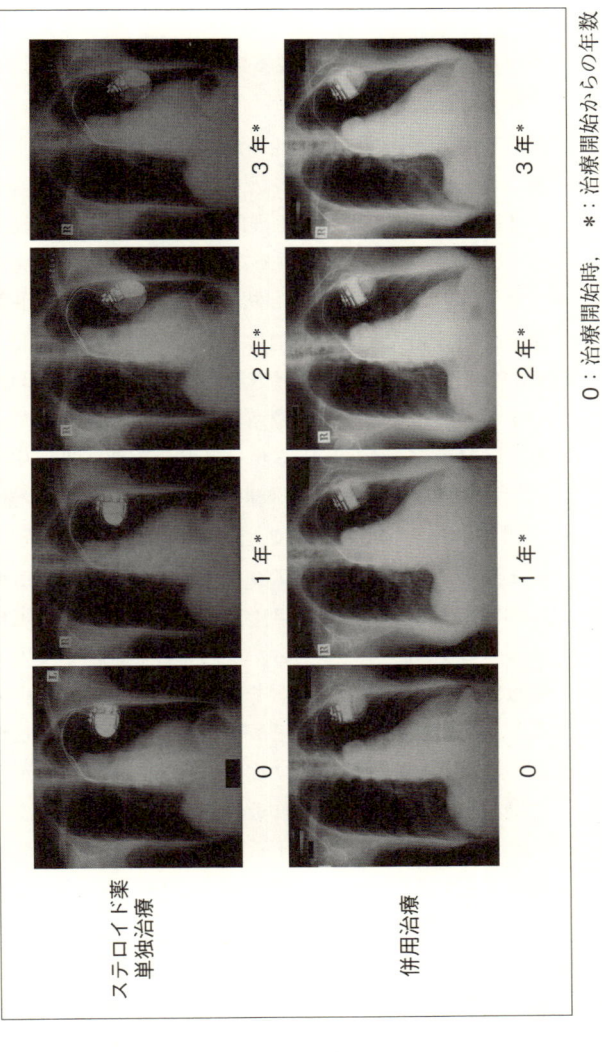

0：治療開始時，＊：治療開始からの年数

第 5 章　臓器別ステロイド薬治療

● サイドメモ ────────────────────

　＜メトトレキサートによるステロイド節約作用と
　　維持療法＞

　ステロイド薬は，炎症性の病気の治療薬ですが，基本的にはステロイドホルモンというホルモン作用をもっていますから，継続して，生理的量以上の治療薬を投与すると，必ず，副作用，ホルモン過剰状態の症状所見が出てきます．これを少しでも防ぐために，ステロイド薬の量を節約するために，普通は，免疫抑制薬を併用します．この併用薬には，ステロイド節約作用があるといわれています．私たちの中央診療所では，欧米の成績に基づいて，以前から，メトトレキサートという薬（関節リウマチで週1回服用する免疫抑制薬）とプレドニン®少量（5〜10 mg/日）の併用治療で，初回から維持療法として治療を始めています．このようにすると，長期間の治療中に副作用も少なく，サルコイドーシスの病変も安定化させることができている場合が多いことを経験しています．健康保険病名として，メトトレキサートが関節リウマチでしか処方できないところが，一番の問題です．しかし，近い将来，この薬がサルコイドーシスの治療適用がとれるであろうことが予想されるのが現状です．

　欧米では，メトトレキサートをサルコイドーシスの治療薬として用いるための指針が既に発表されています．

Q89 サルコイドーシスでは,にきび菌が原因菌だといわれているようですが,この菌に対する抗生物質の治療は効果がありますか?

サルコイドーシスは,にきびを引き起こす皮膚の常在菌であるプロピオニバクテリウムアクネスという細菌が,感受性のある個体に潜在的に感染して,特別な免疫反応を亢進させるという仮説がかなり検討されてきました.ミノマイシン®という抗生物質はにきび菌に治療効果があるので,ニキビ菌が原因の可能性であるサルコイドーシスにも治療効果があるのではないかとの臨床検討が行われてきました.

アメリカの皮膚科雑誌での報告で,皮膚病変のみならず肺などにも効果があったとの成績をもとに,中央診療所のサルコイドーシス外来でも,100名以上の患者さんに1年にわたりミノマイシン®を毎日2錠投与することを試みてきましたが,皮膚病変には明らかに効果がみられた場合があります.肺病変が線維化を示した肺野病変(自然に治る可能性がない)において安定化がみられたことが数例にありました.しかし,厳密にこれらを治療効果と断定するだけの比較対照成績ではありません.

第5章 臓器別ステロイド薬治療

> Q90 膠原病とはどのような病気で,
> ステロイド薬治療はどのようにされて
> いるかを教えてください.

膠原病は,様々な病名がついた疾患群です.全身性エリテマトーデス,皮膚筋炎,多発筋炎,強皮症,シェグレン症候群,関節リウマチ,混合織結合組織病が代表的なものです.周辺には,血管炎症候群や筋炎症候群などがあります(表15).

膠原病は,自己免疫疾患に属します.自分の体の成分である組織や臓器に,自分のリンパ球や自分のタンパク質(自己抗体)が攻撃をしかける疾患です.炎症性の病気ではありますが,体の外からの微生物などによって起こる炎症とは違うのです.微生物でしたら抗生物質や抗ウイルス薬,抗真菌薬などで治療効果がみられるのですが,膠原病では,抗炎症薬として,ステロイド薬か,免疫抑制薬,生物製剤を用いる必要があります.歴史的にも関節リウマチ患者に副腎皮質ホルモン,コルチゾンが劇的に効いたという経過があります.しかし,それぞれの膠原病によってステロイド薬治療の適応や量,投与期間は少しずつ違いがあります.それぞれの膠原病の臨床経過にも幅があります.ガイドラインはありますが,個々の患者さんの治療方針には,個別化された考慮も必要です.特に,年齢,性別,膠原病の

表 15 膠原病の種類

```
全身性エリテマトーデス
皮膚筋炎・多発筋炎
全身性強皮症
混合性結合組織病
シェグレン症候群
関節リウマチ
オーバーラップ症候群
```

種類,併存する病気,生活状況などを総合的に考慮して,治療効果を最大にして副作用を最小にするという姿勢は,どの場合にも変わらない重要なポイントです.

個々の疾患の治療方針の標準的なものについては,表16に一覧しました.

Q91 膠原病肺も,膠原病と同じように ステロイド薬で治療すればよいのですか?

膠原病肺という言い方は,膠原病にみられるあらゆる呼吸器の病変をまとめています.頻度と種類からいうと,感染症(肺炎,気管支炎,細気管支炎),胸膜炎,器質化肺炎,間質性肺炎,薬剤性肺炎,肺高血圧,肺胞出血,血管炎,肺血栓塞栓症などが含まれています.膠原病による間質性肺炎や器質化肺炎を,狭い意味で膠原病肺と呼ぶ場合もあるかもしれませんが,基本的に

表16 膠原病のステロイド薬治療

	ステロイド薬治療対象	治療効果
全身性エリテマトーデス	肺胞出血, 腎症, 間質性肺炎, 不明熱, 皮膚症状など	反応性あり
皮膚筋炎・多発筋炎	皮膚および筋症状, 不明熱, 間質性肺炎など	反応性あり
全身性強皮症	基本的には使わない	基本的に反応性は小さい
混合性結合組織病	基本的に使わない	基本的に反応性は小さい
シェーグレン症候群	間質性肺炎, 細気管支炎, リンパ増殖性疾患	反応性あり
関節リウマチ	間質性肺炎, 細気管支炎など	反応性あり
オーバーラップ症候群	それぞれの膠原病の特徴に対して	反応性ありうる

は，広い意味での総称です．ですから，ステロイド薬治療の対象となる病変も，対象とならない病変もあります．ステロイド薬治療の対象となるのは，器質化肺炎，間質性肺炎の一部，薬剤性肺炎，肺胞出血，血管炎などです．

Q92　肝臓の病気とステロイド薬治療について

　肝臓の病気にも，炎症性のものが多数あります．しかし，B型ウイルス性肝炎などは，ウイルスが引き起こした炎症性疾患ではありますが，ステロイド薬治療をするとかえって肝炎を活動性にしてしまうことが分かってきました．したがって，ステロイド薬治療の対象となる肝臓病としては，自己免疫性肝炎，アルコール性肝炎の一部があります．

　自己免疫性肝炎は，中年以降の女性に好発し，慢性に経過する肝炎です．肝細胞障害の成立に自己免疫の機序が想定されています．ウイルス性，アルコール性，薬物によるなどの肝炎を起こす原因の除外が診断確定に必要です．無症状のこともありますが，全身倦怠感，黄疸，食欲不振，関節痛，発熱などの症状がみられます．30％くらいでは，ほかの自己免疫疾患を合併しています．慢性甲状腺炎，シェグレン症候群，関節リウマチなどが多いです．治療の第一は，ステロイド薬です．10～15％の患者さんを除けば，治療に効果を示します．ス

テロイド薬の治療量は,初めから十分な量(30mg/日以上)を投与して,減量はゆっくりと行い,維持量は長期に投与するということが必要です.

ステロイド薬に効果を示さない場合には,免疫抑制薬(アザチオプリン50〜100mg/日)を投与します.血清トランスアミナーゼの改善を指標としてゆっくりと漸減します.

Q93 胃腸の病気とステロイド薬治療について

胃腸の病気の中で,ステロイド薬が治療薬として用いられるのは,食道潰瘍(AIDS患者にみられる),皮膚疾患に伴う食道の病変,腐食性物質による食道の障害に対して食道の絞扼を防ぐためなどがあります.大腸では,炎症性腸疾患と総称される疾患群に対しては,急性期の治療や,治癒状態へと誘導するために,用いられています.しかし,腸の病気には,感染によるものも,血流が不足して起こるものも,色々とありますから,そのような病気ではなく,炎症性大腸疾患であるとの除外鑑別診断をすることがとても重要です.うっかりすると,ステロイド薬治療で,副作用や感染の悪化を招きかねないこともあるからです.炎症性大腸疾患としては,潰瘍性大腸炎とクローン病が代表的なものです.どちらも免疫異常が背景にあると考えられているので,基本的にステロイド薬は重要な位置を占めてい

ます.しかし,重症度によってほかの治療薬もあるので,慎重に投与するという方針で使われているようです.

Q94 腎臓の病気とステロイド薬治療について

 腎臓の病気も,多くは炎症性疾患で,免疫反応の異常を背景にもつものがあるので,ステロイド薬による治療は重要なポイントです.

 ネフローゼ症候群とは,一日3g以上の尿蛋白があり,低アルブミン血症,浮腫,高コレステロール血症を示すもので,症候群が示している臨床像も,病理組織所見も非常に複雑な病因があることを示しています.この症候群に入る病気としては,微小な変化を伴う糸球体腎炎,膜性糸球体腎炎,限局した糸球体腎炎などがあります.ステロイド薬が治療対象となる病気には,ほかに,HIV関連線維化性糸球体腎炎,IgM腎症,IgA腎症,膜性増殖性糸球体腎炎があります.

 長期予後としては,年齢,自然経過,組織所見,治療反応性などが関連します.

 ステロイド薬に反応するネフローゼ症候群では,治療開始後数週間で患者さんの90%に改善がみられます.タンパク尿を指標として追跡するのですが,ステロイド抵抗性あるいは,ステロイド依存性の場合には,しばしば再発します.再発時には,腎生検をして,ステロイド薬に加えて,免疫抑制薬(シクロホスファミドなど)

を併用します．シクロスポリンも用いますが，改善を維持できるのは再発例の半分くらいともいわれています．

Q95 皮膚の病気と外用剤について

　皮膚の病気の種類は多く，ステロイド薬の治療対象となるのは，感染性でない炎症性疾患，アレルギー疾患，炎症性増殖性疾患などです．皮膚の病気では，ステロイド薬の内服でなくて，外用だけで効果を示すものがあります．

　皮膚へは，ステロイド薬は，塗り薬として使われることが多いのですが，軟膏，クリーム，ローション，ゲル，スプレーなどの種類があります．いずれも，皮膚の血管収縮を起こして治療効果，すなわち抗炎症効果を示すのです．これらの外用剤を用いる部位によって，皮膚からの浸透には大きな違いがあることが分かっています．粘膜は一番浸透性が強いのですが，次には，陰嚢，まぶた，顔面，胸部と背中，腕や下肢，手背や足，手掌という順です．強いタイプのステロイド外用薬は，したがって粘膜など浸透性の大きな部位には塗らないことが大切です．一日1回の塗布で十分であるともいわれています．あまり塗り続けていると，血管の収縮力が起こりにくくなるという耐性が生じてしまいます．

　皮膚の病気の種類によって，用いる外用剤をその強さを考慮して（ステロイド薬に反応する病変には，なる

べく弱い外用薬を用いる），投与する種類を決めることが重要です．外用剤による副作用としては，皮膚が薄くなることや，萎縮，線状痕ができることがあります．また，色素が抜けたり，色素が沈着したりすることもあります．カンジダというカビ類が増殖する場合もあります．目のまわりの皮膚に外用していると緑内障がでたという報告もあるようです．ステロイド外用薬そのもので接触性皮膚炎がでたという場合もあるようです．また，頻度は少ないですが，強いタイプの外用薬を使用して，下垂体副腎軸の抑制をかけることもあります．またクッシング症候群も起こりうるし，外用剤多用で副腎不全のために死亡した例も報告されているようです．

皮膚の病変部位に直接ステロイド薬を挿入するという投与方法もあります．トリアムシノロン酢酸塩などが主に使われています．

Q96 皮膚の病気でステロイド薬を経口的に服用することもありますか？

多様な皮膚の病気に対しても，経口ステロイド薬は効果を示します．しかし，副作用については十分に注意して使うことが必要です．尋常性疱瘡（pemphigus vulgaris），のう疱性天疱瘡（bullous pemphygoid），Sweet症候群（急性熱性好中球性皮膚炎），壊死性膿皮症（pyoderma grangrenosum），扁平苔癬（liche planus），円

形脱毛症（alopecia areata），薬剤が原因のことが多いStevens-Johnson症候群，皮膚サルコイドーシス，皮膚血管炎などが対象となります．

Q 97 血液の病気とステロイド薬治療について

色々な血液の病気がありますが，免疫反応が関与している病気，たとえば，溶血性貧血，血小板減少性紫斑病などに，ステロイド薬が治療薬として使われます．更に，血液の悪性疾患，白血病，リンパ腫，多発性骨髄腫などにもステロイド薬は重要な治療薬としての位置を占めています．

自己免疫性溶血性貧血は，原因不明からBリンパ球の関与する悪性疾患，SLEなどに合併する場合まで幅があります．赤血球の表面に結合して破壊させる免疫グロブリンIgGが関与する場合には，ステロイド薬治療が必須です．ヘモグロビンが7g/dl以下の貧血では，迅速にステロイド薬を投与する必要があります．治療に効果を示すと，2～3週間後には，ヘモグロビン，ヘマトクリットの改善がみられ，網状赤血球が減少してきます．ステロイド薬の治療効果は80％くらいにみられます．再発はステロイド薬減量中に起こります．再発すると，ステロイド薬の治療効果は減ります．ステロイド薬に反応しない場合には，免疫抑制薬が必要となります．

特発性血小板減少症は，血液中の血小板が減少し，骨髄の巨赤芽球が増加する疾患です．紫斑や出血傾向がみられます．血小板に免疫グロブリンIgGが結合して脾臓の貪食細胞に処理されてしまいます．免疫反応が関与している病気ですから，ステロイド薬が効果を示します．成人の場合には，プレドニン®1〜2mg/kg/日の投与で，投与後4週目には60％で効果がみられます．長期に改善を示すのは高々10〜30％です．脾摘も考慮されるようです．

　慢性経過をとると，改善と悪化を繰り返し，ステロイド薬治療が必要です．ステロイド薬に反応しない場合にはステロイドパルス療法も考慮されます．

　再生不良性貧血は汎血球減少症，骨髄細胞減少が特徴です．骨髄抑制の機序は不明ですが，やはり免疫反応が関与している可能性があり，ステロイド薬治療が期待できます．しかし，年齢が若くて貧血がきつい場合には，第一に骨髄移植が考慮されます．高齢で，HLA型が適合しない場合には，免疫抑制療法が中心です．まず抗胸腺細胞抗体グロブリンを投与します．同時にプレドニン®1mg/kgが投与されます．

　多発性骨髄腫は，形質細胞の悪性疾患です．骨痛，腎不全，高カルシウム血症，貧血，急速な腫瘍の増殖などが治療適応となります．治療は複数の化学療法で，ステロイド薬は必ず含まれています．

　慢性リンパ性白血病はBリンパ球の異常増殖がみら

れる疾患です．リンパ節腫大，脾腫，貧血，血小板減少がみられます．ステロイド薬は化学療法に含まれています．増殖したリンパ球を細胞死させる効果を期待されています．

急性リンパ性白血病は，主に子供に多く，治療で70％くらいに治癒が認められます．しかし，成人の場合には予後不良の場合もあります．化学療法の中に，プレドニン®が含まれており，40〜80 mg/mm²/日が投与されます．

ホジキンリンパ腫と非ホジキンリンパ腫は悪性リンパ腫で，リンパ系の腫瘍です．

化学療法は複数の薬剤を用いて治療しますが，必ず，ステロイド薬が含まれています．

ホジキンリンパ腫は体の表面のリンパ節が腫れ，熱，寝汗，体重減少がみられます．

ホジキンリンパ腫でみられる異常細胞がどの細胞由来かは不明で，ステロイド薬がどのように効果を示すかについては，不明な部分が多いのです．感染がきっかけとなり，免疫反応が低下している場合に発症しやすい可能性がありますので，ステロイド薬はこの免疫反応を調節する効果があるのかもしれません．

非ホジキンリンパ腫は，リンパ球由来の腫瘍細胞増殖がみられます．したがって，ステロイド薬は腫瘍細胞に直接に細胞毒性を示すか，腫瘍細胞増殖にかかわる因子の産生抑制をするのであろうと考えられています．

Graft-versus host disease は，異種の骨髄移植後にみられる合併症の1つです．移植骨髄中の免疫担当細胞が，患者さんの組織にある抗原を認識して攻撃をしかけるという機序が考えられます．移植後数日で起こる急性経過と，慢性に移植後数ヵ月で起こるものとがあります．免疫不全を起こして感染を引き起こすと死亡例もでてきます．予防的にステロイド薬と，シクロスポリンやメトトレキサートが併用されることがあります．

　骨髄移植よりも，血液幹細胞移植ではより高率にGVHD が起こるともいわれ，しっかりとした予防的投薬が必要です．

Q98　悪性疾患の治療にステロイド薬は使われていますか？

　糖質コルチコイドにマウスのリンパ肉腫の細胞を殺す作用を見出したのは，既に1940年頃の報告があります．それ以来，ステロイド薬は，抗腫瘍効果を示すことに加えて，抗炎症効果や免疫抑制効果が，腫瘍の治療に補助的に効果を示すことや，腫瘍細胞による臓器の圧迫などの急性の問題に対して，緊急対応ができる薬剤として，その有用性が確認されてきています．

　ステロイド薬は，細胞のアポトーシスというプログラムされた死を導きますし，遺伝子の発現を色々の方法で調節します．これらが，抗炎症効果のみならず，

抗腫瘍効果とも関連しているのです．

Q99 妊婦へのステロイド薬の使い方について教えてください．

　妊娠年齢の女性には自己免疫疾患やステロイド薬治療を必要とする疾患が多くあります．これらの病気に既にかかっている場合には，病気が安定している時期に妊娠を計画するなどの配慮が必要です．妊婦にステロイド薬治療が必要となった場合も，基本的には，それぞれの疾患におけるステロイド薬治療が基本です．しかし，胎児への影響，妊娠の経過での変化などを常に考えての方針決定が必要となります．

　妊娠は，薬物の血中濃度や代謝に変化を与えます．特に肝臓での薬物代謝は変化し，腎臓からの薬物排泄は増加します．妊娠中は循環血漿量が増えますから，ステロイド薬が結合するタンパクの量が低下して遊離のステロイド薬量が増えます．

　更に，胎盤を経由して胎児にも影響を与えます．薬物は種々の方法で移行します．胎盤で，薬物は代謝されます．ステロイド薬の種類により胎盤での代謝のされ方に違いがでます．コルチゾールは，胎盤で68％不活性化されます．プレドニゾロンは52％，ベタメサゾンは7％，デキサメサゾンは2％です．したがって，母体の治療薬として用いるには，プレドニン®は胎児への影響

が少ないためによく用いられます.逆に胎児の治療には,デキサメサゾンが用いられます.

母体にステロイド薬を使っている場合に,胎児への催奇形性は,プレドニン®の場合,極めて低いとの報告があります.胎児の成長にも影響しないとのことです.ウサギやマウスでは,大量投与で口蓋裂などの先天奇形を起こす確率が上がるとの報告もあります.

胎児の下垂体副腎系へのステロイド薬による抑制についても一過性で安全であるとのことです.

母体のステロイド薬治療の決定も,治療上の有益性がリスクを上回ると判断される時に投与されることとされています.プレドニン®の量としては,20 mg/日ならばほぼ安全であるとのことです.ただし,妊娠中の経過でステロイド薬量の調節が必要となることがあります.妊娠初期から3ヵ月までは,一般に妊婦の血漿コルチゾール上昇が生理的にみられますので,関節リウマチなどの病勢が安定化して治療薬の量を減らせることがあります.SLE(全身性エリテマトーデス)などでは,逆に妊娠初期に病勢が悪化したり,経過で妊娠高血圧がでてきたりして,腎臓病変が悪化したりするためにステロイド薬増量を必要とすることもあります.

ステロイド薬の外用剤については,ほとんど体内に吸収されないので,妊婦は普通に使用できます.気管支喘息の吸入剤も使えます.しかし,大量,長期の使用は控えることが必要です.

分娩時には,普通の手術時と同じくステロイド薬投与が必要となることもあります.分娩後の病気の悪化などもありますと,ステロイド薬増量も考慮されます.

授乳中は,プレドニン®20 mg/日までは問題ないようですが,それ以上の量では,内服後4時間以上間隔を開けて服用することが勧められています.

Q100 高齢者へのステロイド薬の使い方について注意すべきことを教えてください.

高齢者では,ステロイド薬治療についての治療効果よりも,比較的長期に継続投与されることによる,種々の副作用の発現への配慮をよりきちんとする必要があります.

加齢に伴い免疫機能低下がみられると,結核や帯状疱疹の再活性化に留意が必要です.肺炎球菌肺炎やインフルエンザ感染も重症化しやすいのです.更に加齢により構造的な不全もでてきますから,皮膚の防御が脆弱になったり,気道が拡張したりして感染症を引き起こしやすくなるし,尿路感染も多くなり,腸管の運動も低下して異常発酵や感染が起こりやすくなります.食思不振と関連して栄養状態も不全となり,これにより,感染しやすい状態が更に強められます.

ステロイド薬治療中の骨粗しょう症,骨折,筋力低下(ステロイド筋症)の頻度も大きくなります.もともと,

加齢により,運動器の能力低下が起こっているので,ステロイド薬によりこれらを加速しないように予防薬の投与や栄養,リハビリへの目配りが必要です.

ステロイド薬治療中には,カリニ肺炎(ニューモシスチス肺炎)予防としてST合剤の予防的投与をした方がよいと考えます.結核再燃予防に,イソニアジドの予防投与をすることもあります.

Q101 小児へのステロイド薬の使い方は,大人とは違いますか?

小児の病気の中で,ステロイド薬治療を必要とするものは多くあります.悪性疾患,臓器移植,膠原病,炎症性腸疾患,喘息を代表とする気道疾患などが代表的なものです.急性期だけの治療でなく,長期に治療を必要とする場合も多いので,小児も,常にステロイド薬治療の効果と副作用の問題を考える必要があります.治療効果については,基本的に成人における治療効果と大きくは変わらないのですが,副作用については,小児では,成人よりも幅広い重要なものがあります.特に,成長発達への影響,精神面への影響は重要です.骨量の減少が小児期に起こると,成人期にまで影響を及ぼす骨粗しょう症に悩むこととなります.成人に投与するビスホスホネートも,小児にも安全に投与できるとの成績が出されています.大腿骨頭壊死もステロイド薬

第5章　臓器別ステロイド薬治療

6ヵ月以上投与中の副作用で重要ですが，小児の場合も，これが起こりやすいのは，もとの病気に関連している可能性があります．例えば，SLEでは頻度高くみられますが，急性白血病や腎移植などでは頻度が少ないとの成績もあります．

　感染症の頻度は，治療薬のステロイド薬の量が多くなると増加してきます．特にSLEや急性白血病ではほかの疾患に比べて多いようです．帯状疱疹は，ステロイド薬1mg/kg体重以上の治療状況や慢性的な投与で起こりやすい感染症です．時に重篤になります．

　ステロイド薬による精神症状の副作用は，時に学校生活への支障とも関連します．成人と同じように，精神病，マニア，うつ病，不安感，認知障害などがでてきます．

　眼科的副作用としては，白内障，緑内障がありますが，成人と比べての頻度ははっきりしていません．しかし，ステロイド薬の量と投与期間に関連しています．もしかすると，成人より少ない量や投与期間で起こる可能性もあり，眼科的チェックが常に必要です．

　動脈硬化は，小児においても，ステロイド薬の長期投与で起こってきます．ステロイド薬による高脂血症（脂質異常症）と関連してきます．病気のなかでも，SLE腎症の場合には頻度高く起こってきます．

　以上のように，ステロイド薬を必要とする小児疾患は多く，その治療効果と副作用の抑制とをバランスよく考えることが重要です．

付 録

ステロイドホルモン
（副腎皮質ホルモン：糖質コルチコイド）発見の歴史

● 付録

ステロイドホルモン
（副腎皮質ホルモン：糖質コルチコイド）
発見の歴史

　1950年のノーベル生理学・医学賞は，「副腎皮質ホルモンに関する発見およびその構造と生理学的な作用の発見に対して」というタイトルで，3名の研究者に与えられました．すなわち，エドワード・カルビン・ケンダル（Edward Calvin Kendall），タデウス・ライヒシュタイン（Tadeus Reichstein），フィリップ・ショーウオルター・ヘンチ（Philip Showalter Hench）の3名です（図1）．

　ノーベル賞は，基本的に，必ず，人類のために有用であるという予想あるいは実証が必要であるとされていますが，副腎皮質ホルモンの発見は，ほぼ同時に治療薬として利用され，いくつかの悲惨な病気，関節リウマチなどの患者の症状を劇的に改善させることができました．加えて，ほぼ同時にその副作用への注意喚起も認識されています．現在の，ステロイド薬の使い方にみられる問題を考える時には，この発見の歴史をきちんと理解することは，重要なことであると考えています．
　副腎という腺様臓器が左右の腎臓の上にあることは，16世紀半ばにイタリアの解剖学者オイスタヒーに

図1 1950 ノーベル生理学医学賞
副腎皮質ホルモンに関する発見およびその構造と生理学的な作用の発見に対して

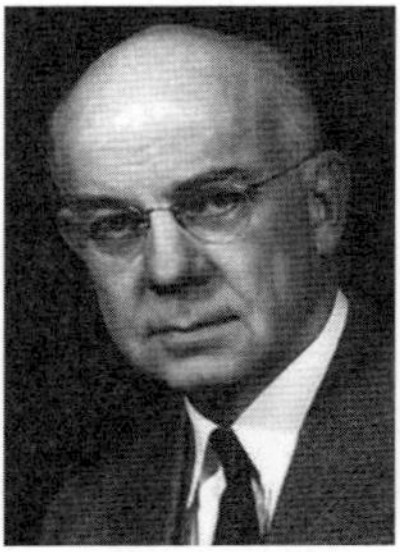

Kendall, EC
(1886〜1972)

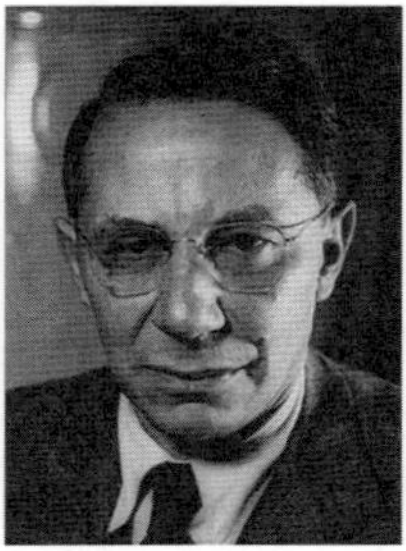

Reichstein, T
(1897〜1996)

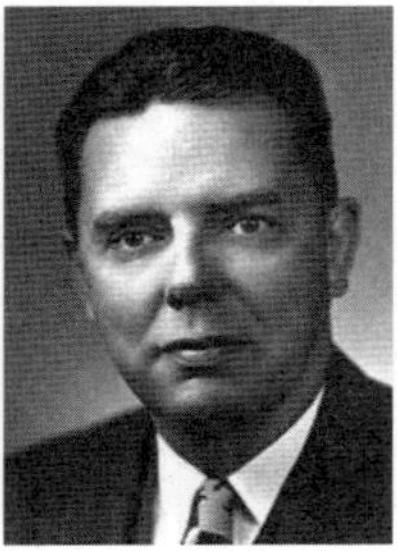

Hench, PS
(1896〜1965)

よって記載されています.しかし,その機能については,3世紀近く不明のままに過ぎました.1854年に,ドイツの解剖学者ケリカーが,副腎はすべての脊椎動物にみられ,皮質という外層と髄質という内層からなることを記載しています.更に,1855年,イギリスの医師トーマス・アジソンが,副腎機能低下を示す患者を報告しました.アジソン病と呼ばれるこの疾患が,副腎の機能の理解に果たした役割は大きいのです.動物実験で副腎摘除を行うと速やかに死に至り,アジソン病類似の症状を示すことも明らかにされました.

では,これらの機能に関連している活性物質はなにかという研究課題は,19世紀後半から20世紀前半にかけて検討されています.1894年,副腎抽出物からアドレナリンが活性物質であることが明らかになりました.

付録　ステロイドホルモン（副腎皮質ホルモン：糖質コルチコイド）発見の歴史

アドレナリンは副腎髄質から産生されること，更に合成もでき，交感神経の活動性と副腎髄質との関連が示唆されることとなりました．しかし，アジソン病にみられるような機能低下は，副腎除去動物にアドレナリンを投与しても回復しないことから，アジソン病にみられる副腎機能低下は，髄質ではなく，皮質にある物質の欠如であろうということが着目されました．

20世紀前半，1930年代は，世界各国の研究者による副腎皮質からの活性物質抽出の仕事が継続されます．この過程で，ライヒシュタインやケンダルらは，別々に，活性物質を抽出して，その構造を推定し，20種類くらいの物質の中から，6種の物質に，副腎除去動物への効果を示すものがあることを明らかにしてきたのです．

すべての活性物質は，ステロイドというグループに属していることが明らかにされ，更に，6種の活性物質，すなわち，副腎皮質ホルモンは，ステロイド骨格の二重結合の存在が活性と関連していることが明らかにされました．このあたりの仕事には，ライヒシュタインの貢献度が大きかったのです．

更に，ケンダルらにより，活性のある副腎皮質ステロイドホルモンは，互いに構造上は類似しているが，作用の面では大きな相違があることが明らかにされてきました．

これが，現在，理解している糖質コルチコイドと，鉱質コルチコイドの作用の違いです．

図2 メイヨークリニックでの臨床家と生化学者との
　　緊密な打ち合わせ

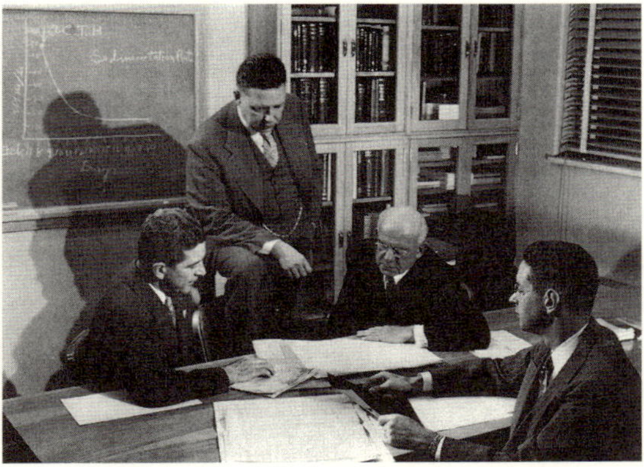

(Principles of Corticosteroid Therapy, Lin AN と Paget SA による編集 2002 より)

　活性のある6種の副腎皮質ホルモンのうち,化合物Eといわれていた物質が,コルチゾンと,のちに命名されたいわゆる糖質コルチコイドです.

　このように,長い歴史を経て,副腎皮質ホルモン,糖質コルチコイドの存在は,生理学者と生化学者との研究によって明らかにされてきたのです.しかし,これをアジソン病以外の人の病気に治療薬として使えるかということは,着目されずに,経過しました.

　臨床医であるヘンチは,1929年頃から,当時は治らない進行性の悲惨な病気として理解されていた関節リウマチ患者の中で,黄疸を呈した患者が,関節症状の改善を示すことを観察しました.更に,ヘンチは,妊娠すると,関節リウマチ症状の改善がみられることにも着

図3 副腎と,副腎皮質ホルモンの中の糖質コルチコイド化合物Eは,コルチゾンと命名された

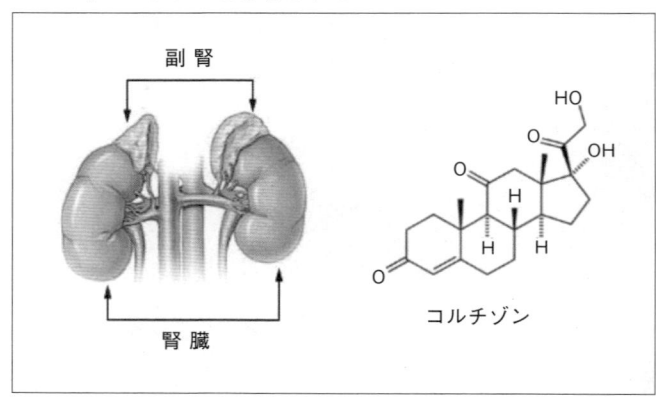

目しました.ヘンチは,胆汁酸を投与したり,妊娠しているリウマチ患者20例を仔細に観察したりして,胆汁酸でも,女性ホルモンでもない物質Xという存在を仮定しました.

この物質の検討には,臨床医と生化学者,生理学者の協力が必要でしたが,ヘンチとケンダルは同じ米国のメイヨークリニックで勤務していたという幸運がありました.討議を重ねて,物質Xは,副腎皮質からの抽出物の中の一つである化合物Eではないかとの可能性を患者で検討しようとするのですが,化合物Eを副腎皮質から抽出することは,極めて効率が悪く,患者への検討は不可能でした.

第二次世界大戦中のことでした.ドイツの空軍兵士

の高度4万フィート上空での不安をとり，活動性を高めるために，副腎皮質抽出物を投与しているらしいとの情報に，米国が国をあげての研究費を投じたのです．ドイツも牛の副腎を集めるために，潜水艦で南米に調達にいったりしたようです．激しい集中した検討にもかかわらず効率のよい抽出は不可能であり，やがて，大戦が終わると，急速に米国政府はこの物質への関心を失っていきます．

ケンダルは，化合物Eの生合成の必要を感じます．メルク社という製薬会社の協力を得ました．しかし，1948年5月に，動物の胆汁酸から数グラムの化合物Eを作ったメルク社自身は，この物質がアジソン病には効果を示すが，しかしアジソン病は極めて稀な病気であるために，急速に開発への関心を失ってしまいます．

ヘンチの20年間にわたって抱き続けてきた疑問，物質Xへの執着とケンダルの化合物Eへの執着とは，このような状況の中でも失われずに，1948年9月21日に，関節リウマチの29歳の女性患者に一日100 mgの化合物Eを筋肉注射するに至りました．この患者は2日後には，起き上がって歩けるという劇的な改善を示しました．彼らは1949年4月にメイヨークリニックの検討会では14例のすべて改善を示した関節リウマチ患者についての結果を示すことができたのです．

更に，関節リウマチだけでなく，ほかの病気にも効果があることも次々と示し，2年以内には，化合物E

付録　ステロイドホルモン（副腎皮質ホルモン：糖質コルチコイド）発見の歴史

は，米国で多くの医師が使うことが可能となり，ヘンチは，これをコルチゾンという名前に変更しました．同時に，副腎皮質ホルモン，コルチゾンの調節をしている下垂体から分泌される副腎皮質刺激ホルモンACTHにも，コルチゾンと同様の治療効果がみられることも示しました．

　これらの治療効果を維持するためには，コルチゾンの投与継続が必要であり，この経過で，いわゆるステロイド薬による副作用として私たちが理解している副作用が見られることにも気がついています．

　コルチゾンの治療効果に至るまでの経過で，物質の検討，臨床上の治療薬としての対象の確信など，受賞者3名の果たした役割と功績は，まことにノーベル賞にふさわしいものでした．受賞講演において，ヘンチは，コルチゾンとACTHの治療薬としての位置づけは，まだ枠のない絵のようであると述べています．どのような対象にまで使えるのか，どれくらいの効果があるのか，どのような限界があるのかが今後の課題であるとしています．

　臨床医は，このことを常に念頭においてステロイド薬をうまく投与できることが求められているのだと思います．

索引

● 索引

【あ】

IgA腎症	127
IgM腎症	127
アザチオプリン	126
アジソン病	22, 41, 141, 142, 143, 145
アスペルギールス	87
アスペルギールス感染	83
アドレナリン	141, 142
アルコール性肝炎	125
アルドステロン	51
アレルギー疾患	20, 23, 128
アレルギー性鼻炎	94, 95

【い】

息切れ	98, 108, 109, 113, 117
維持量	50, 51, 126
維持療法	32, 113, 120
イソニアジド	137
医療保険	63, 116
インスリン抵抗性	79
インターロイキン1 (IL-1)	34
インターロイキン6 (IL-6)	34
咽頭浮腫	94

【う】

ウイルス ································ 61, 85, 87, 95, 96, 111, 122, 125

【え】

ACTH刺激に対する反応性 ···································· 69
ACTH刺激試験 ··· 70
HIV関連線維化性糸球体腎炎 ································ 127
SPD ··· 105
壊死性膿皮症 ··· 129
円形脱毛症 ·· 129
炎症性腸疾患 ·· 126, 137

【お】

黄疸 ·· 125, 143

【か】

加圧噴霧式定量吸入器 ·· 103
外層 ·· 141
潰瘍性大腸炎 ·· 126
化学的メッセンジャー ·· 27
学習や記憶障害 ··· 76
角膜潰瘍 ··· 67, 85
角膜融解 ·· 78
化合物E (17-ヒドロキシ-11-デヒドロキシコルチステロン ····· 19
下垂体 ········ 27, 32, 34, 36, 42, 45, 51, 58, 59, 67, 68, 74, 76, 113, 135, 146
下垂体刺激ホルモン放出ホルモン ································ 27

索 引

下垂体副腎軸の抑制	129
ガス交換	105
活性型ビタミンD	82
過敏性亢進	99
過敏性肺臓炎	20, 97
過敏反応	84
カポジ肉芽腫	83
花粉症	94
加齢	39, 45, 136, 137
眼筋型	93
還元, 酸化, 水酸化, 抱合	34
カンジダ	129
カンジダ感染	83
カンジダ症	71
間質性肺炎	97, 98, 105, 108, 109, 123, 125
関節リウマチ	19, 22, 74, 120, 122, 125, 135, 140, 143, 145
感染症	16, 33, 66, 83, 84, 86, 98, 123, 136, 138
感染抵抗力	86
完全房室ブロック	113
顔面神経麻痺	94, 95, 113

【き】

気管支拡張薬（β刺激薬）	102
気管支喘息	61, 65, 97, 98, 99, 135
気管支肺胞洗浄	88
器質化肺炎	97, 108, 123, 125
嗅覚障害	94
急性喉頭蓋炎	94

急性リンパ性白血病	132
吸入	64, 65, 71, 94, 97, 99, 103, 104, 135
吸入ステロイド薬	71, 102
吸入補助器具	102, 103
狭心症	78
胸痛	96
強皮症	122
胸部緊満感	98
胸膜炎	98, 123
ギラン・バレー症候群	92, 93
筋萎縮	38
筋炎症候群	122
筋力低下	66, 76, 80, 90, 93, 136

【く】

Graft-versus host disease	133
クッシング症候群	36, 59, 76, 79, 129
クッシング病	36
クリーム	23, 128
クリプトコッカス感染	83
クローン病	126

【け】

KL6	105
経口服用	64
経静脈投与	64
外科的肺生検	105
血液幹細胞移植	133

索 引

結核菌	87, 111
結核性胸膜炎	98
血管炎	96, 97, 123, 125, 130
血管炎症候群	122
結合組織	39, 40, 122
血漿半減期	56
血小板減少性紫斑病	130
血清アルブミン	55
血清トランスアミナーゼ	126
血中濃度	54, 67, 134
血中半減期	57, 62, 63
ゲル	128
限局した糸球体腎炎	127
腱反射消失	93
減量	32, 60, 67, 68, 85, 86, 90, 115, 126, 130
減量速度	50, 115

【こ】

抗炎症効果	51, 55, 62, 66, 67, 96, 105, 128, 133
抗炎症作用	22, 59, 87, 95
高カルシウム血症	41, 131
交感神経	142
高血圧	38, 79, 80, 109, 123, 135
膠原病	20, 22, 40, 43, 65, 66, 79, 80, 97, 105, 122, 123, 137
膠原病（結合組織病）	40
膠原病性間質性肺炎	97
膠原病肺	123
好酸球性疾患	97

好酸球性中耳炎	94
好酸球性副鼻腔炎	94
鉱質コルチコイドホルモン	17
抗腫瘍効果	133, 134
合成ACTH	69
抗線維化薬	110
好中球数	86
高分解能CT	105
抗リウマチ薬	20
呼吸リハビリテーション	110
骨格筋アセチルコリン受容体	93
骨髄移植	131, 133
骨折	53, 81, 82, 113, 136
骨粗しょう症	41, 81, 82, 136, 137
骨密度	71, 81, 82, 104
骨量	81, 137
コルチコトロピン結合蛋白	30
コルチゾール	19, 27, 30, 32, 34, 36, 38, 42, 51, 52, 54, 55, 57, 58, 62, 63, 66, 69, 70, 134, 135
コルチゾール結合グロブリン	54, 55
コルチゾン	19, 38, 52, 54, 57, 62, 122, 143, 146
コレステロール上昇	79
混合織結合組織病	122

【さ】

再生不良性貧血	131
在宅酸素療法	110
サイトメガロウイルス	87

索引

再発 ………………………… 23, 49, 50, 60, 94, 115, 127, 128, 130
細胞型非特異的間質性肺炎 ………………………………………… 108
細胞死 …………………………………………………………… 38, 132
作用時間 ………………………………………………………………… 56
サルコイドーシス ……… 20, 53, 65, 95, 97, 111, 112, 114, 115, 116,
117, 120, 121, 130
酸素療法 ………………………………………………………… 109, 110

【し】

CRP …………………………………………………………………… 49
COPD ………………………………………………………………… 97
シェグレン症候群 ………………………………………… 61, 122, 125
色素異常 ……………………………………………………………… 84
色素脱出 ……………………………………………………………… 84
色素沈着 ……………………………………………………………… 84
糸球体腎炎 ……………………………………………………… 65, 127
シクロホスファミド …………………………………………… 65, 127
自己免疫疾患 ………………………………… 43, 93, 96, 122, 134
自己免疫性肝炎 ……………………………………………………… 125
自己免疫性末梢神経疾患 …………………………………………… 93
自己免疫性溶血性貧血 ……………………………………………… 130
四肢筋力低下 ………………………………………………………… 93
視床下部 ………………………………………………………… 27, 45
視床下部下垂体 …………………………… 32, 34, 51, 58, 59, 68, 76, 113
視床下部下垂体副腎経路 ……………………………………… 32, 42
視床下部下垂体副腎皮質軸 ………………………………………… 74
視床下部下垂体副腎軸抑制 ………………………………………… 67
自然寛解 ……………………………………………………………… 115

自然経過	50, 127
市中肺炎	86
紫斑	83, 130, 131
重症筋無力症	92, 93
授乳	136
腫瘍壊死因子 (TNF-α)	34
循環血漿量	134
食道潰瘍	126
女性ホルモン	17, 81, 144
しわがれ声	71, 104
心胸郭比	118
神経系	33, 39, 45, 76
尋常性疱瘡	129
心臓超音波法による駆出率	118
迅速 ACTH 試験	70
心不全	96

【す】

Sweet症候群	129
水牛肩	83
髄質	141, 142
ステロイド吸入薬	102
ステロイド筋症	35, 136
ステロイド骨格	142
ステロイド節約作用	60, 115, 116, 120
ステロイドホルモン受容体	28, 44
ステロイドホルモン反応性要素	28
ステロイド薬吸入	97, 102, 104

索引

ステロイド離脱症状	60, 70
ストレス	33
ストレスに対する防御反応	59
スプレー	128

【せ】

生殖機能	42
成長発達	137
生物製剤	20, 114, 115, 122
生物製剤併用	115
喘鳴	98
咳	61, 65, 98, 104, 108, 109, 113, 117
接触性皮膚炎	129
線維化	40, 105, 109, 110, 111, 121, 127
線維化型非特異的間質性肺炎	108
全身型	93
全身性エリテマトーデス	122, 135
喘息の重症度	102

【そ】

相対的力価	56

【た】

体液貯留傾向	84
胎児	134, 135
代謝	21, 34, 41, 55, 57, 59, 63, 83, 134
代謝反応	59
体重増加	79

帯状疱疹	67, 83, 85, 87, 136, 138
帯状疱疹ウイルス	87
対症療法	92, 98, 109
耐糖能異常	79
胎盤	134
脱毛	84, 130
多発筋炎	122
多発性硬化症	92, 93
多発性骨髄腫	130, 131
多毛症	84
短時間作用型	62
胆汁酸	144, 145
単純ヘルペス	83

【ち】

中間型	62
中心性肥満	36, 83
治療効果	19, 20, 22, 23, 34, 40, 43, 48, 49, 59, 60, 61, 65, 67, 74, 76, 86, 93, 95, 96, 97, 102, 104, 109, 116, 121, 122, 123, 128, 130, 136, 137, 138, 146
治療効果の指標	59
治療方針	66, 92, 105, 122, 123

【て】

T細胞	43
デキサメサゾン	52, 55, 57, 134, 135
点眼	64, 78, 112
点眼治療	115

索 引

【と】

糖質コルチコイドホルモン	17
糖質コルチコイド	26, 38, 40, 48, 63, 133, 140, 142, 143
糖新生	35
動脈硬化	78, 79, 138
特発性間質性肺炎	97
特発性血小板減少症	131
突発性難聴	94, 95
特発性肺線維症	98, 109
糖尿病の出現	79
塗布（皮膚，口腔，鼻腔）	64
ドライパウダー吸入器	103

【な】

軟 膏	128

【に】

にきび	84, 121
肉芽形成のおくれ	83
肉芽腫	83, 111
日内変動	30
ニューモシスチスジロベッテイ	87, 88
ニューモシスチス肺炎	87, 88, 98, 137
尿崩症	113
妊 娠	67, 134, 135, 143, 144

【ね】

ネフローゼ症候群 ………………………………… 55, 67, 127

【の】

のう疱性天疱瘡 ……………………………………………… 129
のどの違和感 ………………………………………………… 71

【は】

肺炎球菌 ……………………………………………… 86, 136
肺機能 ………………………………… 99, 102, 105, 117
肺血管拡張薬 …………………………………………… 109, 110
敗血症ショック ……………………………………………… 70
肺血栓塞栓症 ………………………………………………… 123
肺高血圧 ……………………………………………… 109, 123
肺胞出血 ……………………………………………… 123, 125
肺胞上皮細胞 ……………………………………………… 40, 97
肺胞蛋白症 …………………………………………………… 98
バクタ®（ST合剤：トリメトプリム・スルファメトキサゾール）… 87
バクタ® …………………………………………………………… 88
白内障 ……………………………………………… 64, 77, 138
白血球数 ……………………………………………………… 86
白血病 ……………………………………… 130, 131, 132, 138
パルス療法 …………………………… 48, 64, 65, 66, 93, 94, 131
バルトレックス® ……………………………………………… 85

【ひ】

B型ウイルス性肝炎	125
B細胞	43
比較対照成績	121
非結核性抗酸菌	87
非ステロイド系抗炎症薬	20
ビスホスホネート	82
ビタミンD	17, 41, 82
皮膚萎縮	83
皮膚筋炎	122
皮膚線状	83
非ホジキンリンパ腫	132
病気の勢い	49, 63, 68, 90
標準治療量	50
標準量	49, 61, 67, 108, 116
日和見感染	87, 98
日和見感染症	83
日和見肺炎	86, 88

【ふ】

副作用	20, 26, 36, 38, 48, 49, 58, 59, 60, 61, 63, 64, 65, 66, 68, 71, 74, 76, 77, 78, 83, 84, 85, 88, 90, 93, 94, 102, 104, 109, 111, 114, 115, 116, 117, 120, 123, 126, 129, 136, 137, 138, 140, 146
副腎	19, 27, 34, 35, 60, 68, 140, 141, 142, 145
副腎機能低下	141, 142
副腎皮質	19, 21, 27, 52, 60, 68, 69, 74, 76, 142, 144
副腎皮質機能低下	21, 22, 58

副腎皮質機能不全	60, 67, 68
副腎皮質機能抑制	116
副腎皮質刺激ホルモン	27
副腎皮質刺激ホルモンACTH	146
副腎皮質ステロイドホルモン	19, 21, 142
副腎皮質抽出物	145
副腎皮質ホルモン	17, 26, 35, 36, 42, 51, 63, 122, 140, 142, 143, 146
浮腫	77, 84, 92, 94, 127
不整脈	80, 96, 113
プレドニゾロン	52, 54, 55, 57, 62, 64, 93, 108, 134
プレドニゾン	52, 54, 55, 57, 79
ブロック	41, 113
プロピオニバクテリウムアクネス	111, 121
分娩	136

【へ】

併用治療	84, 93, 114, 117, 120
併用療法	94
ペースメーカー	113
ペンタミジン	88
扁平上皮	83
扁平苔癬	129

【ほ】

ホジキンリンパ腫	132
補充療法	22, 62
ホルモン	26

索引

【ま】

マイコプラズマ	86
膜性糸球体腎炎	127
膜性増殖性糸球体腎炎	127
マクロファージ	33, 43, 44, 111
満月様顔貌	83
慢性炎症性脱髄性多発ニューロパチー	92, 93
慢性甲状腺炎	125
慢性リンパ性白血病	131

【み】

ミノマイシン®	121

【め】

メチルプレドニゾロン	52, 57, 62, 64, 93, 108
メチルプレドニゾロンパルス療法	93
メトトレキサート	114, 116, 117, 120, 133
免疫機能低下	136
免疫グロブリン大量静脈注射	93
免疫系	22, 33
免疫抑制効果	51, 105, 111, 133
免疫抑制作用	22, 59, 66, 67
免疫抑制薬	20, 60, 65, 94, 96, 116, 120, 122, 126, 127, 130

【も】

毛細血管拡張	83

【や】

薬剤性肺炎 ……………………………………………… 123, 125
薬物代謝 …………………………………………………… 55, 134

【ゆ】

UIP 型（通常型間質性肺炎型）………………………… 109
遊離型 ……………………………………………………… 55

【よ】

溶血性貧血 ………………………………………………… 130

【ら】

ライム病（Lyme）………………………………………… 97

【り】

リウマチ性疾患 …………………………………………… 97
離脱症候群 ………………………………………………… 50, 68
離脱症状 …………………………………………… 60, 70, 115
利尿剤 ……………………………………………………… 109, 110
リハビリ …………………………………………………… 110, 137
リモデリング ……………………………………………… 99
緑内障 …………………………………………… 64, 77, 78, 129, 138
リンパ球 …… 33, 37, 43, 44, 88, 99, 105, 108, 111, 122, 130, 131, 132
リンパ球数 ………………………………………………… 86
リンパ球性間質性肺炎 …………………………………… 108
リンパ腫 …………………………………………………… 97, 130, 132

索引

【る】
類上皮細胞 ………………………………………………… 111

【ろ】
ローション ………………………………………………… 128

● 参考文献

- Norman AW, Litwack G：Hormones 2nd Ed San Diego, Academic Press 1997.

- Lin AN, Paget SA, as eds：Principles of corticosteroid therapy London, Arnold 2002.

- Cremers JP, Drent M, et al：Multinational evidence-based World Association of Sarcoidosis and Other Granulomatous Disorders recommendations for the use of methotrexate in sarcoidosis：integrating systematic literature research and expert opinion of sarcoidologists worldwide. Curr Opin Pulm Med. 2013;19(5):545-61.

- 橋本博史編集：ステロイドを使うといわれたとき−知っておきたい効果と副作用の不安にこたえる　保健同人社 1999.

- 山本一彦編集：改訂版 ステロイドの選び方・使い方ハンドブック 羊土社 2007.

- 宮坂信之編集：ポケットサイズのステロイド診療マニュアル 新興医学出版社 2013.

- 長井苑子：本棚のホームドクター サルコイドーシス改訂版 最新医学社 2012.

- 長井苑子：本棚のホームドクター 間質性肺炎・肺線維症 最新医学社 2011.

- 長井苑子：間質性肺疾患の外来診療 医学書院 2010.（第1版第2刷）

- 泉 孝英：呼吸器疾患の病態生理 病態生理よりみた内科学 改訂3版. 内野治人 編. 金芳堂 1996.

● 著者略歴

長井 苑子（ながい そのこ）

公益財団法人 京都健康管理研究会中央診療所 所長
1970年 京都大学薬学部卒業．1972年 修士課程修了．1980年 京都府立医科大学卒業．1998年 京都大学大学院医学研究科呼吸器内科学助教授．京都大学医学博士．
日本サルコイドーシス学会副理事長，びまん性肺疾患研究会代表世話人(現職)．
米国胸部学会役員（国際委員，間質性肺炎分類委員），国際サルコイドーシス学会副理事長など．
日本サルコイドーシス学会診断基準，治療基準作成委員．国際サルコイドーシス学会（WASOG）・米国胸部学会のサルコイドーシス亜型分類委員．サルコイドーシス友の会インターネット質疑応答，セカンドオピニオン活動，京都大学と中央診療所にて、間質性肺疾患・サルコイドーシス専門外来に30年来従事．
論文，訳書（「米国胸部学会ガイドライン間質性肺疾患診療ガイドライン」など）ほか多数．
著書　間質性肺炎・肺線維症-改訂版（最新医学新書），サルコイドーシス-改訂版（最新医学新書）など．

最新医学新書 14

ステロイド薬治療
Q&A ステロイド薬の正しい知識

2015年9月5日 初版発行

著　者　長井　苑子
発　行　中　西　啓
発行所　株式会社 最新医学社
　　　　大阪市中央区道修町 4-7-6　〒541-0045
　　　　電話 06-6222-2876　FAX 06-6233-8318
　　　　http://www.saishin-igaku.co.jp/
　　　　振替口座 00980-1-143478
印刷所　土山印刷株式会社
　　　　京都市南区吉祥院向田東町 14　〒601-8308

落丁・乱丁本がありましたらお手数ですが小社宛にお送りください．
送料小社負担でお取り替えいたします．

ISBN978-4-914909-59-8 C3247　© 2015 Sonoko Nagai